高齢者の痛みケア

イボンヌ・ダーシィ【著】

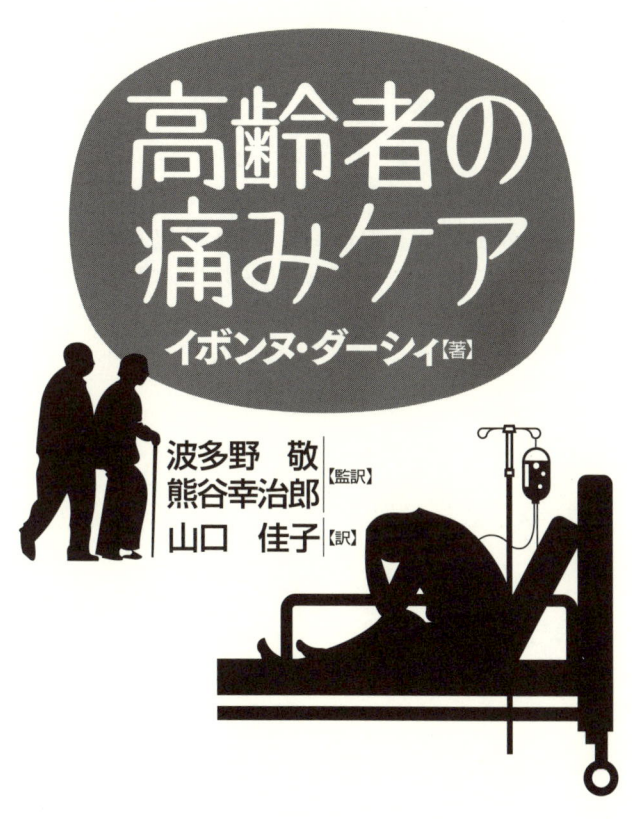

波多野　敬 【監訳】
熊谷幸治郎
山口　佳子 【訳】

名古屋大学出版会

献　辞

高齢の患者さんを受け持っておられる医療職すべての皆さんに，痛みのマネジメントを必要とする患者さんのために尽くされていることを感謝いたします。本書が皆さんのご努力の一助となり，高齢の患者さんの痛みをよりうまく扱えるようになることを願っています。

HOW TO MANAGE PAIN IN THE ELDERLY
by Yvonne D'Arcy
Copyright ⓒ 2010 by Sigma Theta Tau International

Japanese translation published by arrangement with
Honor Society of Nursing, Sigma Theta Tau International Inc.
through The English Agency (Japan) Ltd.

はじめに

　老化というものは生きていくうえで避けては通れない。困ったことに，痛みもまた，人生のなかで避けられないときがある。手術や怪我，慢性病などによる痛みを経験したことのない人は幸運であるが，そんな人はまれである。遺伝的に痛みを感じない人もごくわずかにいるが，ほとんどの人は痛みを感じたことがあり，それが不快な体験であることを誰もが知っている。

　痛みがあるのが当たり前というように，高齢者にとって，痛みが生活の一部として捉えられているようであるが，薬物療法やさまざまな治療や介入法，また補完的な療法などで対処することは可能である。痛みが適切に対処されない場合，高齢者は社会との接触が妨げられ，孤立して落ち込むようになり，さらには睡眠障害をも患ってしまうことがある。緩和されない痛みは高齢者のQOL（quality of life）［生活／人生の質］に悪影響をもたらす。

　私が出会う開業している人たち［アメリカでは看護師がある資格をもって開業でき，薬の処方もできる。180ページのコラム参照］の多くは，高齢の患者さんにオピオイドを使うことを怖がっている。過度の鎮静状態に陥ったり，悪心や嘔吐，便秘などの副作用を引き起こしたりすることを恐れているからであるが，このような善意ある医療者諸氏には，私たちの痛み科に来ていた80歳代の患者さんの話を参考にしてもらいたい。その患者さんは，ごく少量のオピオイド治療を始めた後に著しく痛みが減少したために，介護施設へ戻ることを大騒ぎして拒んだ。そして彼女は，われわれこそが自分の痛みを一番わかってくれると話していた。痛みに対する適切な薬物療法として適量の薬を使用すること，そして，定期的な観察を行なって安全な処方をすることが，高齢患者に実り多く意義ある生活スタイルを取り戻させる。

本書は，高齢患者の痛みについて，有用で実用可能な臨床情報を提供することを目的とし，薬物療法，痛みのアセスメント，そして高齢患者を襲う難治性の痛みの影響を盛り込んだ内容とした。それぞれの章で学んだことを読者が活用できるように各章にはケース・スタディと練習問題を設けた。治療における考慮すべき重要事項を強調するため，あるいは，付加的な情報を提供するために，各章のなかに臨床的なポイントを囲みで著した。痛みを軽減させるための補完的な方法に興味がある医療者のために，補完的療法を利用する際に役立つ情報を記載した。最後に，慢性病が進行しているような高齢患者では，緩和ケアを考えていく必要があるため，最終章では緩和ケアにおける症状管理に関する重要な事項について述べた。

本書を読むにあたって

✣ 本書について

　本書は，アメリカの痛み専門診療看護師イボンヌ・ダーシィ氏が痛みケアのなかでも高齢者に的を絞って書き著したハンドブックの全訳である。

　痛みはほとんどすべての病気に関係するものであるが，近年になって，痛みの放置がさらなる病態を作り上げ，複雑な慢性痛になる可能性があることがわかってきた。痛みの問題のなかで見落とされがちなのが高齢者である。高齢だから痛みがあって当然と見なされてしまい，医療のなかでも軽視される場合も少なくない。また，高齢者は，併存する疾患があったり，薬に対する感受性が変容していたり，薬物の使用に配慮が必要である。さらに，認知機能の問題から痛みの評価が難しい場合もある。本書では，これらの点について，わかりやすく，簡便でありながらもきめ細やかに述べられている。

✣ 対　象

　本書は，患者の全体像を捉えなければならない看護師ならではの目線で書かれており，高齢者の医療や介護に関わる方たちすべてにとって大いに役立つ内容である。診療を行なう医師，看護に携わる看護師や看護助手，介護に携わるヘルパーや患者家族，リハビリに携わる理学療法士・作業療法士・柔道整復師・鍼灸師など，また，患者支援に関する業務をしているケアマネージャー・介護福祉士・相談員など，さまざまな専門職の方たちが一人の高齢者に関わっている。これは，痛みケアにおいて最も良いといわれている学際的チームそのものである。それぞれの立場の方たちが本書から学んだことを活かして，患者から得られた情報を有機的に扱い，連携して痛みケアに取り組めることを願っている。

✣ 日本の読者にむけて

　本書では，上述のような幅広い読者層を考慮して，医学分野の専門的な語の注釈はもちろん，日本であまり知られていない方法やアメリカと日本で異なる点，薬剤を中

心に，訳者による説明を加えた．介護・看護の現場で働く読者の皆さんが，本書を日常業務の手引書として活用できるように，特に薬剤の日本の商品名をできるかぎり記載するように努めた．

本文中の［　］が訳者による注である．このなかには語句の注釈のほか，原書を直訳したものや原語のカタカナ表記も含まれる．

　　例：タッチ療法［セラピューティック・タッチ］
　　　この場合，原書は Therapeutic Touch となっている．

長い訳注に関しては，本文の該当箇所に＊を付け，本文の段落外に著した．

また，2つのコラムを設けて特に解説を要する事項について詳述した．そのひとつ「プラセボ（プラシーボ）について」（11ページ）は，プラセボの一元的な考え方だけでなく，プラセボの効果などについて深く知ったうえで患者と関わることが重要であるため，読者の皆さんがこのことを考えるきっかけとなるような内容とした．もうひとつの「看護師の役割とナース・プラクティショナー」（180ページ）では，看護師の制度と役割がアメリカと日本で異なることから（最近になり日本もナース・プラクティショナーを養成する方向にあるが），アメリカでその制度が成立した背景と具体的な役割を解説した．

巻末には，痛みケアに携わっている医療者や介護者の方たちへのメッセージとして，「日本で高齢者の痛みケアに携わる人にむけて」を載せた．ここでは，痛みケアにおいてまず第一に考えて欲しいこと，そして痛みケアに対する心構えを述べた．残念ながら，日本の痛みケアに対する意識は現状ではまだまだ高いとはいえない．前述したように高齢者においてはなおさらであるが，ケアにあたる一人ひとりがこのメッセージにある心構えをもち，そして本書から学び得た知識を活用して患者に接していけば，確実に痛みケアの質の向上につながっていくであろう．

本書が，高齢者のケアにあたる皆さんの助けとなり，高齢の方々が痛みから救われることを願っている．
　　　　　　　　　　　　　　　　　　　　　　　　　　　　　　　　（訳者）

目　次

はじめに　i
本書を読むにあたって　iii

第1章　社会の高齢化と高齢者の痛み問題　……………………… 1

1　高齢患者の分類　2
2　痛みと高齢患者についての誤った通念　3
3　高齢者における鎮痛薬使用時の生理学的影響　6
4　まとめ　7
　　ケース・スタディ　9
　　コラム　プラセボ（プラシーボ）について　11

第2章　高齢患者の痛みアセスメント　……………………… 13

1　アセスメントの構成と必須要素　14
2　急性痛のアセスメント　17
3　慢性的な痛みのアセスメント　21
4　会話不能な患者における痛みのアセスメント　27
5　まとめ　34
　　ケース・スタディ　35

第3章　高齢患者の鎮痛薬マネジメント　……………………… 37

1　高齢患者における鎮痛薬の使用　39
2　薬剤使用における社会的配慮　41
3　適切な鎮痛薬の選択　45
4　高齢患者のための看護的配慮　64

5　まとめ　65
　　　　ケース・スタディ　66

第4章　痛み緩和のための補完的な方法 …………………69
　　　1　補完代替医療の種類　71
　　　2　まとめ　83
　　　　ケース・スタディ　84

第5章　急性痛のマネジメント …………………87
　　　1　高齢患者における急性痛　88
　　　2　救急診療における高齢患者　90
　　　3　外科診療における高齢患者　92
　　　4　術後痛のマネジメント　94
　　　5　せん妄／認知症　100
　　　6　まとめ　103
　　　　ケース・スタディ　104

第6章　慢性痛のマネジメント …………………107
　　　1　治療が不充分な慢性痛　108
　　　2　慢性的な持続性の痛み　112
　　　3　高齢者における治療困難な痛み　113
　　　4　長期ケアにおける痛みの治療　126
　　　5　まとめ　131
　　　　ケース・スタディ　132

第7章　高齢者の痛みに対する治療的介入 …………………135
　　　1　鍼治療　136
　　　2　痛みのマネジメントにおける治療的介入手段　137
　　　3　埋め込みによる手段　140

4　髄腔内［くも膜下腔］投与埋め込み型ポンプ　140
　　5　脊髄刺激法　144
　　6　骨粗鬆症による圧迫骨折　146
　　7　まとめ　154
　　　　ケース・スタディ　155

第8章　緩和ケア　……………………………………………………… 157
　　1　緩和ケアチーム　159
　　2　事前指示書　161
　　3　症状管理　163
　　4　望ましい死　174
　　5　看護師の役割　175
　　6　まとめ　177
　　　　ケース・スタディ　178
　　　　コラム　看護師の役割とナース・プラクティショナー　180

日本で高齢者の痛みケアに携わる人にむけて　181
訳者あとがき　185
参考文献　189
索　　引　201
著者紹介　207
訳者紹介　208

第 1 章

社会の高齢化と高齢者の痛み問題

　老化は，進行性の全身性の機能障害であると定義されており，ストレスに適応する反応を低下させ，加齢に伴う疾病リスクを増大させるものである（Hadjistavropoulos et al., 2007）。高齢者の割合が増えれば，加齢に伴う疾病も増えるため，それに対応したヘルス・ケアが必要とされる。そして，そのような疾病の多くは痛みを伴っており，痛みのマネジメントの必要性が大きくなる。変形性関節症，糖尿病性神経障害，変性性の腰背部疾患，その他の神経障害性症候群などのような慢性疾患では，どれもが痛みを引き起こして機能的な制限を起こし，高齢者の QOL（quality of life）［生活／人生の質］を低下させる。

　慢性の病気から起こる問題に加えて，高齢の患者では，自分の身の回りのことが思い通りにできなくなり，身体的な不具合をさらに招き，自立や機能性の低下に直面することになる。統計的に 65 歳以上のアメリカ人の割合は 100 年前の 3 倍になり，1900 年に 47 歳であった平均余命は 2001 年には 77.2 歳となった（Smeltzer et al., 2007）。2030 年までにはアメリカ人の 5 人に 1 人（約 7000 万人）が 65 歳以上になると予測されている（Smeltzer et al., 2007）。さらに，後期高齢者の人口も増えるであろう。100 歳以上の人は 2002 年には 5 万 564 人であり，1900 年より 35％も増えている（Smeltzer et al., 2007）。

1　高齢患者の分類

- 前期高齢者　65〜75歳。この年齢域の人はアメリカ総人口の7％＊。
- 後期高齢者　75〜85歳。この年齢域の人はアメリカ総人口の4％＊。
- 長寿高齢者　85歳以上。この年齢域の人はアメリカ総人口の1％＊。

  (AHCA, n.d.)

  ＊アメリカに比べて日本の高齢化率は非常に高い。2011年10月1日の総務省データによれば，日本の総人口に占める65歳以上の割合は23.3％（前年は23.0％）である。1950年には総人口の5％に満たなかったが，1970年に7％を超え，1994年には14％を超えた。2011年の65〜74歳の総人口に占める割合は11.8％，75歳以上は11.5％である。総人口が減少するなかで高齢者が増加することから高齢化率は上昇し，65歳以上は2013年には国民の4人に1人（25.1％），2035年には3人に1人（33.4％）と推計されている。2042年以降は高齢者人口が減少に転じるが，2060年には2.5人に1人（33.9％）となる見込みである。

　この統計資料は，近い将来に後期高齢者と長寿高齢者の患者の比率が増加することを示している。患者はより長寿となり，高齢になるに従ってさらに多くの支援が必要になると考えられる。

　全体的にみれば，1990年に65歳を迎えた人のうちの43％が，一生のうちのいつかは高齢者用の福祉施設に入居することになる（AHCA, n.d.）。アメリカには約1500万の高齢者用福祉施設があり（AHCA, n.d.），それらの施設に暮らす高齢者のうち50％が痛みを手当てされないままでいる（AHCA, n.d.）。高齢者が患っている持続性の痛みについて，2002年にアメリカ老年医学会（American Geriatrics Society：AGS）は，長期ケアを受けている高齢患者の45〜80％が慢性の痛みを日常的に抱えていると報告している。

　痛みというものは，地域社会に住む高齢者に非常に大きな影響を与える。地域社会に暮らす高齢患者の25〜50％が身体機能の不具合を招くような慢性痛を抱えている（AGS, 2002）。痛みの治療を受けていない，あるいは治療が不充

分な場合，高齢患者に下に示すような多くの悪影響をもたらす．

- 抑うつ状態
- 不安
- 社会との関わりの減少
- 睡眠障害
- 歩行障害
- 医療サービスの利用とその費用の増加
- 栄養摂取の変化

  (D'Arcy, 2007 ; Bruckenthal & D'Arcy, 2007 ; AGS, 2002)

　一般的に高齢者は薬の服用を好まず，このことが痛みの放置につながっているケースがある．経済的な制限がある高齢者では，家計を賄うお金を薬のために使うよりも，痛みに耐えることを選ぶことがある．こういう経済的な問題は日々の診療にも及んでいる．ナース・プラクティショナー［診療看護師，180ページのコラム参照］400人を対象にした最近の調査では，オピオイド薬処方に対する患者側の障壁の第1位は費用であった（D'Arcy, 2009b）．

2　痛みと高齢患者についての誤った通念

　高齢者における痛みの治療や痛みそのものについて，誤った通念が横行している．例えば，

- 痛みは加齢におけるごく普通のことである．
- 高齢者はオピオイドの薬物に耐えられない．
- 高齢者が感じる痛みは，若い人と同じようではない．
- 認知障害のある人は痛みを体感していない．
- 患者が痛みを報告しないときには痛みは存在しない．

(Bruckenthal & D'Arcy, 2007 ; D'Arcy, 2009a)

これらの誤解に注目して，実証できることを考えてみよう。

- **痛みは加齢におけるごく普通のことか？** 高齢患者では，糖尿病性神経障害，変形性関節症，転倒による骨折や外傷，骨粗鬆症からの圧迫骨折，循環障害など，痛みを発する状態にある人は多いが，痛みは加齢における普通のことではない。痛みがない，もしくは痛みを発する状態にはなっていない高齢患者も当然存在しているが，痛みがなければ医療サービスを受けないこともあって，高齢患者という母集団から落ちてしまっている可能性がある*。

    *つまり，痛みを有する高齢患者の割合は正確に把握されていない可能性があるということ。

- **高齢者はオピオイドの薬物に耐えられるか？** 高齢者でもオピオイドの薬物に耐えられる。ただし，薬物治療の開始や投与量について，投与の過程を通して慎重によく考えて調節していく必要がある (AGS, 2002)。推奨される方法は，低量で始めて徐々に上げていくことであり，高齢患者では通常のオピオイド処方量より 25～50％減量することである (McLennon, 2005)。高齢者は薬物に対する副作用が出やすいことがあり，試験投与の段階で注意深く観察して，痛みの緩和に効果的であるかどうかを見極めてからオピオイド薬による治療を始めなければならない。オピオイド薬が効果的に作用し，副作用が重大でないならば，オピオイド薬による治療計画が患者の痛みの緩和に非常に有益なものになりえる。患者の痛みが本当のものかどうかを判断するためにプラセボ［偽薬，プラシーボともいう，

> **参 考**
>
> **オピオイド（麻薬性薬物）の毒性** 肝臓や腎臓の機能が落ちている高齢患者では，オピオイドの薬物を排出するのに時間を要することがある。投与量を減らすことがオピオイド毒性の減少に役立つ (McLennon, 2005)。

11ページのコラム参照]を用いることは絶対にしてはならないし，鎮痛薬の代用として用いてもいけない（AGS, 2002；APS, 2009；D'Arcy, 2007）。プラセボを用いることは診療上の道徳的および法的な意味で問題をはらみ，患者の医療者に対する信頼を損なうことになる。プラセボで試してみることが，より"安全"な選択として考えられるかもしれないが，結果としてその痛みが放置されてしまったり，治療不充分なものになってしまったりすることがある。

- 痛みの感覚は年を取るにつれて鈍くなるのか？　この問題に対する答えは，単純にそうともそうでないともいえない。痛みの伝達経路というものは年を取るにつれて劇的に変化するものではないが，既往や合併症によっては痛みの伝達過程に影響を及ぼす場合がある。例えば，糖尿病では靴下・手袋型分布（足部および手部）の糖尿病性神経障害を導き，長年にわたる高血糖レベルによりその部位の神経に障害が起こる。また，高齢患者にとって，神経障害などの状態は安定した歩行とバランスの維持に影響を与えることがある。糖尿病や循環器障害などの併存疾患をもっている高齢患者がオピオイド治療を受けている場合には，転倒防止などに充分な注意を払いながら取り組まねばならない。

- 認知障害のある患者は痛みを体感しないのか？　認知障害は痛み感覚の認知をも妨げる。認知的な障害をもつ患者でも他の患者と同様な痛み伝達経路を伝わって痛みを体感しているが，人によっては痛みとしての感覚を識別できていない可能性がある。このような患者の痛みを評価することは難しく，そのことが状況を複雑にしている。認知障害や会話不能の患者のために考案された，痛み行動による痛みのアセスメントツールが数種ある。このようなツールを一貫して用いるようにすれば，介護者が患者に痛みがあるかどうかを判断するのに役立つ。痛みがある場合には鎮痛薬の投与を開始する。

- なぜ患者は痛みを報告しないのだろうか？　高齢の患者が痛みを報告しよ

うとしないのにはいくつかの理由がある。例えば，がんを患っている高齢患者の場合，痛みの増強は，自分が期待していたり望んでいたりする結果ではなく，病気の進行を告げていると思ってしまうことがある。また，検査や薬の費用が高額なために，痛みの報告をやめてしまう患者もいる。鎮痛薬によって起こる感覚を好まないという患者もあり，例えば，頭がぼんやりした感じがするということから医師の指示なしに鎮痛薬をやめてしまうこともある。明瞭に考えることができなくなるよりも，痛みを感じていたほうがましだと思うようである。

鎮痛薬と高齢患者に対する通念とはこのようなものであり，まさに根拠のない錯覚である。どのような薬を処方するのか，副作用を避けるためにはどのような投与量がふさわしいのか，薬を処方する者にとって不確かな点があるかもしれないが，高齢の患者でも鎮痛薬に耐えることができる。実際，痛みが放置された場合や不充分にしか治療されなかった場合，その影響はより大きなダメージを患者に与える。高齢患者を受けもっている医療者は，オピオイド薬を減量して投与すること，反応を観察すること，そして便秘などの副作用に対処しなければならないことをよく理解しておく必要がある。

3　高齢者における鎮痛薬使用時の生理学的影響

高齢の患者は，それまでの人生のなかで，手術，捻挫などの傷害，神経障害様の状態，あるいは単純な頭痛などから起こる痛みを緩和するために長年にわたって薬物を使用してきており，その身体には鎮痛薬を使用した経験が多く積まれている。また，鎮痛薬の代謝に影響するさまざまな経路において，年を重ねるにつれて身体は変化している。

薬物代謝における変化は次の4つのカテゴリーに分けられる。

- 吸収　高齢者では，胃内 pH の上昇，腸血流の低下，胃内容排出の遅延のために薬物の吸収が遅いことがある。

- 分布　高齢者では，薬が組織に長く留まり，作用の持続時間が長くなる。これは体脂肪増加および血漿タンパク質減少のみならず，除脂肪体重減少〔筋肉量減少〕と体内水分量減少から起こる変化である。これらの変化が薬剤の脂溶性およびタンパク結合に直接的な影響を与える。

- 代謝作用の変化　高齢者では，肝重量の減少，ミクロソーム酵素活性の低下，肝血流量の減少により，薬物のクリアランスおよび半減期が長くなる。

- 排泄および排出　ほとんどの薬物は腎臓を通して排出される。糸球体濾過量（glomerular filtration rate：GFR）が減少した高齢者では，クレアチニン・クリアランスの低下，および腎血流量の減少が起こる。これらの変化が薬物の排出を遅らせる（Bruckenthal & D'Arcy, 2007；St. Marie, 2002）。

　薬物を初回に処方する際には，高齢患者の生理機能に起こった変化をすべて理解したうえで，病歴を聴取し，臨床検査，身体診察，基本的な機能評価を行なう。処方された薬を指示通りに服薬できるかどうかを判断することも非常に重要である。外来受診時に薬を持ってきてもらい，残った薬の数を数えるようにするとよい。また，ピルケースの使用が有用な場合もある＊。

　　＊服薬をチェックすることは，服薬コンプライアンスの確認に有効である。

4　まとめ

　高齢患者の数が増えるということは，かならず高齢患者における痛みのケアにより焦点が当てられていくようになる。とりわけ身体的な影響を受けやすい高齢の人たちの痛みに対して，治療不充分なままにしてしまう可能性を減らすためには，彼らの思い込みや不安に対応していくことが大切である。老化に関

する生理学は科学的進歩をみせており，薬物治療は高齢患者それぞれのニーズに合わせて調整することが可能である。熱心に活動している医療チームにとって，効果的な痛み治療は必須である。オピオイドを使っている場合にはなおのことである。痛みを効果的に治療することとは，すなわち，患者のQOLを維持することであり，臨床医学上の最も満足のいく成果といえるだろう。

■ ケース・スタディ ■

　各章には，その章で取り上げられた内容を復習するためにケース・スタディの項を設けている。最初のケース・スタディは，本章で述べた投薬と評価における心得に基づいたものとした。同時にこのケース・スタディは，高齢者の痛みのマネジメントにおける問題点を解決するときに，自らに問わねばならない質問事項を把握するツールとして用いることができる。

〔症例〕
　ピーター・ジョーンズは79歳で介護付きの施設に入居している。彼は，糖尿病，高血圧，変形性関節症，軽度の記憶障害など，さまざまな併存疾患をもっている。転倒して臀部および手首を骨折した既往がある。毎日，サプリメントのビタミンや市販薬など，20種類の薬物を服薬している。

　彼は薬を忘れずに飲むことが難しい。また，医師には背部と膝に痛みがあることを訴えている。社会との関わりをもつことが少なくなり，自分の部屋にひきこもることが多くなってきたと介護付き施設のスタッフは報告している。時折，夜にホールを徘徊していることがある。翌朝にそのことを尋ねても，部屋を離れたことを覚えていない。

　ピーターが再び転倒して，背部に激しく鋭い痛みがあるためにあなたが呼ばれた。その痛みは限局したもので，拡がりはない。彼はうめいて，「そこが痛いんだ。助けてくれ。痛くて我慢できない」とあなたに言った。MRIにて胸椎2ヶ所に圧迫骨折をしていることがわかった。

練習問題
1　ピーターの痛みを評価する最適な方法は何か？
2　ピーターの痛みを治療する薬物として最も適すると考えられるものは何か？

3 ピーターの痛みの軽減に有効と考えられる治療的介入法はあるか？

4 痛みを鎮めるために，あなたはオピオイド系の薬物を投与できるか？

5 痛みをコントロールするための補完療法を考慮すべきか？

6 ピーターの変形性関節症が現在の急性痛に影響を与えているか？

7 ピーター自身と彼の痛みについて，また，退院計画や投薬管理について，最も考慮しなければならない事柄は何か？

プラセボ(プラシーボ)について

プラセボとは "プラセボ"あるいは,"プラシーボ"という言葉は,ラテン語の"Placebo"に由来し"私は喜ばせるでしょう"という未来形である。つまり,"ある物質,または手段で人を満足させること"である。

一般的な定義は,"真正の処方が必要な徴候がないときに,薬を欲しがる患者を満足させるために与えられる本物の薬に酷似した形状の不活性物質"とされる。簡単にいえば,"偽薬"と呼ばれるように薬理的効果のない乳糖やブドウ糖を"薬"と称して使用することとされる。また,医療のなかでは,偽薬としての薬だけでなく,"プラシーボ手術"のように,外科的な治療手段などにも利用されることがあるので,治療全体にも関与する広い分野の言葉でもある。

プラセボをどう考えるか プラセボをある薬物の"効果"(effect)と考えると,その客観的な"薬理効果"を科学的な方法とされる"二重盲検法"で証明することができると考えられるかもしれないが,プラセボはそれを使用する人間の側の"反応"(response)である。そのために,同じ偽薬でも"ノーシーボ"(nocebo)といわれる"不快な反応"を惹起する現象も生じる可能性も以前から知られている。その意味では,現在一般に利用される方法では,その反応性を予測することが困難な部分の多いことも事実である。

プラセボが起こるメカニズム 結論的にいえば,あらゆる治療法には,それが人間に働きかけるとき,人間の"信念"という"意識"と"無意識"の"心"の部分を通して,"活性プラセボ"として機能する側面が必ず存在する。より明確にいえば,薬であろうとそれ以外の治療法であろうと,期待感のある人間に働きかけるときには,その好結果の一部分は"プラセボ反応"に由来するといえるのではないか。

例えば,"セットとセッテイング"も同様で,こちらの期待感とそれが行なわれる状況次第で,同じ物質あるいは行為から"正の反応"も"負の反応"も生起しえることは,よく経験する。同じ物質でも毒と知って少量試す場合と,知らずに食べて死んでしまう場合もありえる。

人間の医療の基盤にはプラセボがある 結局,人間の医療は,3つの信頼感から成立する。①患者の治療に対する信頼感,②医療側のその治療に対する信頼感,③患者と医療側の信頼感である。この3条件がそろえば,実際の物理,化学,生物学的効果だけでなく,心理的な効果も加味されて,治療効果は,外側からも内側からも働く。

この20年ほどの間に発展した"脳生理学"やCT, MRI, PET, SPECTなどの画像診断というコンピュータを利用した技術を駆使して,人間の"身体"と"心"の新しい関係もみえてきており,"心身"をもつ人間が"環境"のなかでどのように"反応"して生きるのか,という問題に多くの知見を与えている。現状では,まだ"信念"や"期待感"などという古風な言葉で表現されている"プラセボ"という現象も,"脳科学"の言葉で説明される日は近いと思われる。

プラセボに関しては,健康医学研究者のアンドルー・ワイル博士(72ページ参照)から学んだことが多く,この場を借りて感謝したい。

(波多野)

第2章

高齢患者の痛みアセスメント

　高齢患者の痛みアセスメントは，時間がかかってしまったり，痛み尺度／スケールの使い方を何度も説明しなければならなかったりして，若い患者で行なうよりも苦労が多い。視力や聴力，あるいは認知における障害などの問題があることもある。さらに，痛んでいることや痛みが強くなってきたことを報告するのを怖がっている高齢者もいる。このことには次に示すような要因が関与している。

- 疾患進行の可能性に対する恐怖：痛みがひどくなっていることは疾患の増悪を意味していると思ってしまう。特に，がん患者や慢性的な痛みを伴う疾患をもつ患者に多い。
- 自立した生活を脅かす恐れ：「痛みが強くなったら，独りでは（あるいは施設のなかで）暮らしていけないだろう」と思ってしまう。
- 自尊心や個人の価値に対する脅威：「痛みが毎日起こることを自分で認めてしまうと自分というものに対して自信がもてなくなってしまう」と思ってしまう。
- "良い患者"でありたいと望み，解決策がないであろうと感じていることに対しては不平を言わないようにする。
- 痛みというものは老化で普通に起こるものであり，ただ単に年を取っただけのことであると考えてしまう。

　高齢者に対して有意義な痛みのアセスメントを行なうためには，患者が抵抗

なく自分の痛みを語れるような信頼ある環境作りをする必要がある。患者の日常生活に痛みがどのように影響しているかについて話し合うといった評価も必須である。独り暮らしを続けていくことが可能か？　日常生活の活動に何らかのサポートが必要か？　食事の準備など，日常生活の面において，食事の宅配サービスなどのようなプログラム*を利用すべきか？　コミュニティセンター［日本でいえば，デイサービスに該当する］へ行って，食事を楽しむだけでなく，他の高齢者たちと交友することもできるか？

＊アメリカでは教会や地域の慈善団体などが身体の不自由なお年寄りなどに食事を宅配する活動があり，Meals on Wheels と呼ばれている。

高齢患者の痛みを評価するには時間をかける必要があり，医療従事者の努力が欠かせない。高齢患者のなかには，自分たちが言わなくても看護師は痛みをわかってくれているはずであると思っている人がいる。こういう患者には，痛みを緩和させるための手助けがしたいから痛みのことを尋ねるのだと説明して安心させなければいけない。看護師というものは，高齢患者が報告する痛みを医療チームの全員が理解できるように手助けをする理想的な立場にある。向かい合って積極的に話を聞いて応えてあげる，というような治療的コミュニケーション法は患者をリラックスさせることができ，痛みの程度を報告することへの恐れを軽減させるのに役立つ。会話が不可能な患者や認知障害あるいは認知症の患者では，特別なアセスメント法や尺度［スケール］を用いて痛みがあるかどうかの判断をしなければならない。

1　アセスメントの構成と必須要素

患者の痛みを評価するときには，できるかぎり多くの情報を得ることが重要である。患者の痛みとその影響に対する正確な判断は，適切なケアプランを作成するために不可欠である。痛みのアセスメントには次に示す基本的な要素が

含まれていなければならない。

- **部位** 患者に痛みのあるところを示させる。患者がその部位に手が届かない場合には，診ている者が手を置いてあげ，痛みがある部位に到達するまで優しく触っていくこと。そして患者に「ここが痛いところですか」と確認していくこと。数ヶ所ある場合には，最も痛いところ，また，動作や睡眠時に一番影響するところを尋ね，その部位に焦点をあてること。

- **強度** 痛みの強度を判定するには，数字で痛みの強さを示す数字評価スケール（numerical rating scale：NRS[*1]）のような単純なリカート式[*2]のものが最も役立つ。患者と最良のやり取りをするためには，眼鏡や補聴器などのような補助的な道具を適所に置いておくことを忘れてはならない。患者によっては，軽度，中等度，重度というような言葉の表現による強度の段階付けが困難な場合がある。できるかぎり正確な段階を述べてもらうために，患者には充分な時間を与えるようにする。時間が許すならば，高齢の患者には0から10までのスケールを使うのがよい。

    [*1] 著者は NRS を numeric pain rating scale と記載しているが，numerical/numeric rating scale が一般的なため，本書では numerical rating scale に統一した。
    [*2] リカート尺度（Likert Scale）：質問に対する答えを聞く場合に，いくつかの段階の尺度を用いる方法。例えば，「そう思う」「どちらともいえない」「まったくそう思わない」など。

- **持続時間** 痛みがどのくらい続いているか，または続くのかを患者に尋ねる。1日中なのか？　一晩中なのか？　歩いているときだけなのか？　何年もの間，ずっと痛みがあると患者が返事をした場合には，痛み始めた時期とその痛みを引き起こす原因となるようなことがあったかどうかを尋ねる。長期間放置されていた痛みは治療がより困難となる。記憶障害のある患者では，足を引きずり始めた時期や活動パターンの変化，睡眠への影響が始まったときなどから推定される痛みの期間を家族によって報告してもらうこともできる。

- **言葉による表現** 痛みを評価するうえでこの点はきわめて重要である。鈍く疼くような痛みと患者が報告した場合，そのほとんどにおいて筋骨格系に原因がある。また，患者が灼けるような痛み，ビーンと走るような痛み，ひりひりした痛みなどと表現した場合には，神経障害性である可能性がある。神経障害痛では，特別な治療が必要とされる。

- **増悪または緩和因子** 何が痛みを起こし，また何が痛みを増悪させるのかを患者に尋ねる*。高齢患者のなかには自分固有の特別の家庭治療薬［または治療法］をもっていることがある。例えば，どんなときにでも使う塗り薬のようなもののことである。痛みをコントロールするためには，患者自身が行なっている方法をも共有しながら患者を元気づけていくことが必要である。温湿布や温熱パックを使っている患者も多い。

  *どういうときに痛みが増強するかだけでなく，どういうときに緩和するのかを尋ねることも重要である。筋骨格系の痛みの場合には，増悪と緩和のパターンから原因を探る，または原因を避けることが可能になる。さらに，この増悪・緩和パターンを患者自身にもよく理解させて生活スタイルの再構成を考えることも重要である。難治性の痛みの場合には，痛みが緩和している時間帯に注目させて，その時間帯の活動量を上げていくという治療方法もある。

- **機能的な障害** 痛みは活動とともに変化して増強する（Dahl & Kehlet, 2006）。患者はみな，動くことは痛みを増強させるであろうと思いやすい。高齢患者にとって，このことが自立した生活をできなくしてしまう可能性がある。そうした場合に，患者はだらしなく乱れた様子で病院に来る。痛みは毎日の生活に大きな影響を与えるため，患者は家や施設に引きこもり，痛みが強まることを避けていることもある。社会的な孤立は，抑うつ状態を招き，痛みをさらに悪くすることがある。

- **認知的な障害** 認知的な障害は知らない間に進行していることがある。患者自身は自分の認知機能が落ちていて，コミュニケーション能力や知覚能力に不具合があるということを自覚していない可能性がある。どのような患者においても，認知障害の評価を含んだ包括的なアセスメントを行なう

ことが重要である。

- **痛みのゴール** 痛みの程度や強さについて，その患者にとってあまり無理にならないような目標を定めるようにする。ほとんどの高齢患者は，痛みがゼロになることを期待してはいない。しかし，機能を維持するために，耐えうるレベルの痛みというものがある。無理なく機能を最大限に引き伸ばせるような，患者が受け入れられる痛みのレベルを設定するよう患者と話し合う。設定された痛みのゴールに到達するように痛みのマネジメントという介入に的を絞るようにする。

(ASPMN, 2009 ; D'Arcy, 2007a, 2007b ; Hadjistavropoulos et al., 2007)

医療者側として，患者が核心に迫るような情報を知らせないでいる理由をおそらく見抜くことはできない。しかし，観察というテクニックを使うことは可能であり，患者が平気で歩き回っているかどうか，椅子から立ち上がるのに肘掛を使うかどうか，睡眠が妨げられているかどうかなどを注意深く観察することによって評価できる。アセスメントを行なっていく過程でこのような手がかりが得られれば，痛みの隠れた原因を見出すこともあり，いったん痛みが治療されれば，高齢患者の QOL は格段に改善する。

> **臨床のヒント**
>
> 痛みのアセスメントを成功させるためには，患者自身による痛みの報告を信じること，そして，患者と共有した情報を大切にすることである。患者の痛みについて貴重な情報を得られるようにするには，信頼感を作り上げることが最も重要である。

2　急性痛のアセスメント

急性痛は突然起こるものであり，転倒や怪我をしたことから起こったりする。高齢者は，このタイプの痛みを自分で対処しがちであり，そのうち消えるであろうと思っていることがある。しかし，治療の遅れは痛みのマネジメントをよ

り困難にしてしまう。治療されなかった急性痛は，その結果として，中枢神経が関与した慢性的な痛みの状態，例えば，難治性の病気である複合性局所痛み症候群（complex regional pain syndrome：CRPS）などを導く可能性がある（D'Arcy, 2007a）。

> **急性痛**
>
> 急性痛とは，組織損傷や外傷，手術後に起こる痛みである。傷ついたことを身体に警告するという意味をもつ。急性痛は長く続かず，標準的な傷の治癒期間内に軽快する（APS, 2009）。

高齢患者は，視力障害や平衡［バランス］障害，あるいは骨粗鬆症から起こる腰臀部の骨折，足部の挫傷や捻挫，手首の骨折など，整形外科的な傷害を受ける可能性が高い。また，高齢者では変形性関節症の有病率が高いことから，腰臀部や肩，膝の形成術・置換術［例えば人工関節置換術］が非常に多く行なわれていることは想像に難くない。糖尿病や関節リウマチ，末梢血管の障害などの慢性疾患では，非常に激しい痛みを引き起こすことがある（Bruckenthal & D'Arcy, 2007）。このような状態にある高齢患者の痛みのアセスメントは，彼らにとって病院という場所が非日常的な状況であるために難しい場合がある。また，外科治療が引き金となって鎮静やせん妄を起こすことがある。

(1) 数字評価スケール（numerical rating scale：NRS）

自己報告ができて，認知障害がない，もしくは少ない高齢患者の急性痛の痛みの評価では，一次元的な変動をみる数字評価スケール（NRS）が最良のツールである（図2-1参照）。

このツールを用いて痛みのアセスメントを行なう場合，0は痛みなし，10は想像しうる最悪の痛みとした，0から10までのリカート式スケールで痛みの程度を尋

> **臨床のヒント**
>
> 治療が効果的であるかどうか，あるいは，痛みが減少しているかどうかを判別する際に，数字評価スケール（NRS）は痛みの程度を比較する最良のツールである。NRSで2点減少もしくは30％の減少は，有意な変化であると考えられている（Gordon et al., 2002）。

ねる。Jensen（2003）は，痛みに関する164の論文を調べた系統的な調査において，単項目の痛み強度評価が信頼性および妥当性のある測定を提供することを見出した。

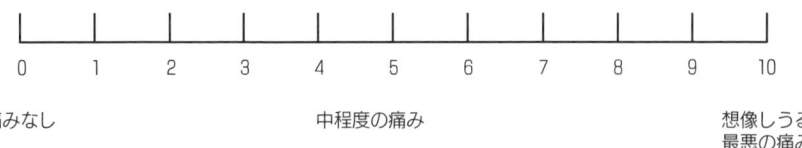

［厳密にいえば，数字評価スケールには線引きをせず，患者に数字を答えてもらう（書いてもらう）方式で行なう。数字は0～100，または0～10を設定し，100または10を想像しうる最悪の痛みと定義づける。0～10までの数字を選ぶチェック式尺度というものもある。詳細は熊澤孝朗監訳，山口佳子編訳『痛み学——臨床のためのテキスト』名古屋大学出版会，2010を参照されたい］

図2-1 数字評価スケール（numerical rating scale：NRS）

(2) ビジュアル［視覚］アナログスケール（visual analog scale：VAS）

ビジュアルアナログスケールもまた，リカート式スケールに基づいた一次元的な変動をみるツールである（図2-2参照）。患者が感じている痛みの具合に応じたところに単に線を付けてもらうというものである。高齢の患者では，直線の上に正確に印を付けることが難しいことがあり，視力に問題のある患者では，このスケールを使うのは難しい（D'Arcy, 2003 ; Herr & Mobily, 1993）。

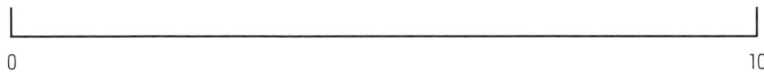

［厳密にいえば，このスケールは10cmの長さで作ることが決められている。10cmのなかの何センチのところに印を付けたかを記録する。最近では患者がつまみを動かして痛みの強さを示すプラスチックの定規状になったものが作られており，非常に使いやすくなっている。VASの詳細は前掲『痛み学』を参照されたい］

図2-2 ビジュアルアナログスケール（visual analogue scale：VAS）

(3) 言語記述スケール (verbal descriptor/description scale：VDS)

図2-3に示す言語記述スケールは，異なった手法を用いている。"痛みなし" "中程度の痛み" あるいは "想像しうる最悪の痛み" などのような言葉を提示して，患者が痛みの強さの程度を示しやすいようにしている。認知障害のある高齢の患者において，痛みの程度を表現するために用いられている言葉の意味が理解できない場合には，このスケールを用いることは難しい。Feldtら（1998）は，認知に障害のある成人患者の研究において，73％の完成度でこのスケールを用いることができたことを見出している。臨床では，痛みを表現するために患者自身が使っている言葉を用いたほうが好ましいこともある（D'Arcy, 2003；Herr & Mobily, 1993）。

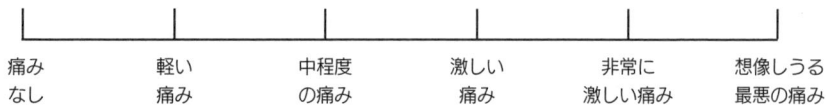

痛みなし	軽い痛み	中程度の痛み	激しい痛み	非常に激しい痛み	想像しうる最悪の痛み

図2-3 言語記述スケール（verbal descriptor/description scale：VDS）

臨床のヒント

患者が自分の痛みを表現するために使う言葉がきわめて重要であることがある。例えば，灼けるような痛み，痛みを伴うしびれ感，ひりひり・チクチクする痛みなどの言葉を患者が使った場合には，その痛みは神経障害性であることがあり，痛みを充分にコントロールするためにはガバペンチン＊（ニューロンチン）などのような異なったタイプの薬物治療が必要となる。

＊抗てんかん薬であるガバペンチン（日本国内の商品名はガバペン）は，適応外であるが鎮痛補助薬として汎用されている。帯状疱疹後疼痛や糖尿病性神経障害などの神経障害性の痛みに有効な場合がある。同系の薬としてプレガバリン（日本国内の商品名はリリカＲカプセル）がのちに開発認可され，末梢性神経障害性疼痛の適応となった。

---

(4) 複合的なスケール：温度計型

温度計型の痛みスケールは，患者の痛みの数字的な評価と言葉による記述的な評価を用いたものである。この複合的なスケールを使って，患者が自分に最も適していると感じるタイプの痛み評価法を選ぶことができる。

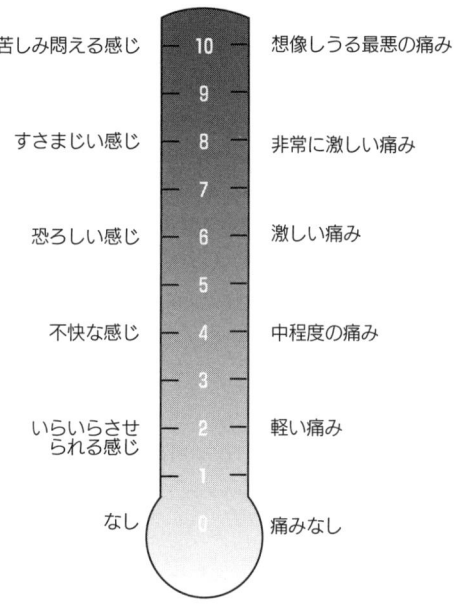

図2-4 痛み／苦痛強度のスケール

臨床のヒント

痛みの評価をするために，たとえどのような方法を用いたとしても，同じツールを継続して使用しなければならない。どのようなツールが患者に最も適しているか，どのようなツールを使用しているのか，というような患者の履歴を記録することが，継続的な痛みのアセスメントに役に立ち，痛みの緩和が成功したかどうかを見極めることも可能になる。

3 慢性的な痛みのアセスメント

慢性的なしつこい痛みのアセスメントでは，急性痛を評価するときよりもさらに複合的なツールが必要である。慢性的な痛みというものは，患者の身体だけでなく，心理社会的および精神的［霊的］な健全さをも蝕むものであるため，その痛みを深く掘り下げたアセスメントが必要となる。次に示す多面的なツー

ルは，このようなタイプの痛みのアセスメントのために開発されたものである。

> **臨床のヒント**
>
> 慢性的あるいはしつこく続く痛みとは，治癒にかかる正常期間を過ぎても続く痛みのことである。レントゲンや各種スキャン検査で損傷が見当たらなくても痛みが続くことがある。3～6ヶ月を超えても痛みが続く場合には，慢性的と考えたほうがよい。

- マギル痛み質問表（McGill Pain Questionnaire：MPQ）
- 簡易痛み質問表（Brief Pain Inventory：BPI）
- 簡易痛みインパクト質問表（Brief Pain Impact Questionnaire：BPIQ）

これらの多面的ツールは次のような基本的な要素を含んでいる。

- 現在および過去の痛み強度の測定
- 身体図あるいは言葉を用いた痛みの記述
- 歩行や睡眠などのような日常の活動における痛みの影響の測定

多面的なアセスメントツールは，当然ながら一次元的なツールよりも長くて複雑である。高齢の患者の場合，言葉や表現を理解できること，そのツールを完成させる体力があることが要求される。ツールによっては，患者の自己報告か看護師によるインタビューかのいずれかを選んで行なえるものもある。インタビュー式が，より正確な評価をもたらすことがある。

高齢者の痛みのアセスメントにおける現行の推奨事項を次に示す。

- 痛みに影響する，すべての併存状態のアセスメントを含んでいること。
- 身体能力テスト（Physical Performance Test：PPT）などのようなツールを用いて身体能力やバランスの評価をすること。
- ベック不安質問表（Beck Anxiety Inventory：BAI）*，痛み不安症状スケール（Pain Anxiety Symptoms Scale：PASS）*，高齢者用うつ尺度（Geriatric Depres-

sion Scale：GDS)＊などのようなツールを用いて，痛みをどれぐらいコントロールできていると感じているか，また，抑うつ状態や不安を評価すること。
- 高齢患者が感じている痛みの全体像をより完全に把握するために，痛み体験のさまざまな面を取り上げている複数の異なったスケールを用い，その結果を組み合わせて総合的に診ること。

(Hadjistavropoulos et al., 2007)

＊ BAI：それまでの1週間の気分を尋ねる21の質問，4つの決まった選択肢から選ぶ。質問は，不安に対する一般的な症状，例えば，しびれ感，温冷による発汗，恐怖感など。PASS：20の質問からなる。松岡紘史ら（『行動医学研究』2008）による日本語版がある。GDS：30の質問に yes か no で答えるもの。短縮版は，杉下守弘ら（『認知神経科学』2009）による日本語版がある。

(1) マギル痛み質問表 (McGill Pain Questionnaire：MPQ)

マギル痛み質問表は，痛みを評価するための最も古いツールのひとつである。数ヶ国語に訳されており，処置後の痛みや実験的に起こした痛みの測定，また，内科的・外科的分野でさまざまなタイプの患者集団に臨床使用されている。

この MPQ には長いオリジナルのものと短い簡易版がある。簡易版においても痛みのアセスメントの要（かなめ）となる情報を引き出すことができるため，簡易版のほうがよく使用されている（図2-5参照）。MPQ は，患者の痛み評価の信頼性と妥当性が裏づけられてきており，臨床と研究のどちらにおいても使われている（Melzack, 1975, 1987）。

MPQ には次の要素が含まれている。

- 今ある痛みの強さの評価
- 痛みの評価指数
- 言葉による表現。痛み体験の全体像の指標として，重みづけや点数化ができる

マギル痛み質問表 簡易版 （SF-MPQ）					Form X
A．この1週間の間の痛みを記してください。（1問に1つをチェックしてください）					
	全くない	いくらかある	かなりある	強くある	
1．ずきんずきんする痛み	0☐	1☐	2☐	3☐	
2．ピーンと走るような痛み	0☐	1☐	2☐	3☐	
3．刃物で突き刺されるような痛み	0☐	1☐	2☐	3☐	
4．鋭い痛み	0☐	1☐	2☐	3☐	
5．ひきつるような痛み	0☐	1☐	2☐	3☐	
6．がりがりとかじり続けられるような痛み	0☐	1☐	2☐	3☐	
7．熱く灼けるような痛み	0☐	1☐	2☐	3☐	
8．うずくような痛み	0☐	1☐	2☐	3☐	
9．重苦しい痛み（重しが乗りかかったような）	0☐	1☐	2☐	3☐	
10．さわられると痛い痛み	0☐	1☐	2☐	3☐	
11．割れるような痛み	0☐	1☐	2☐	3☐	
12．うんざり，げんなりするような痛み	0☐	1☐	2☐	3☐	
13．吐き気をもよおすような痛み	0☐	1☐	2☐	3☐	
14．恐ろしくなるような痛み	0☐	1☐	2☐	3☐	
15．いためつけられるような過酷な痛み	0☐	1☐	2☐	3☐	

B．この一週間の間の痛みの程度を記してください。
下の線は「痛み無し」から「想像しうる最悪の痛み」まで痛みの強さが増していくことを表わしています。この1週間の間の痛みを最もよく表わしているところに縦の線を記してください。

痛み無し　　　　　　　　　　　　　　　想像しうる　　担当者記入欄
　　　　　　　　　　　　　　　　　　　最悪の痛み　　点数 (mm)

C．現在の痛みの強さ
　0☐　痛み無し　　　3☐　悩まされる痛み
　1☐　軽い痛み　　　4☐　すさまじい痛み
　2☐　不快な痛み　　5☐　責めさいなまれるような痛み

Ronald Melzack により
開発された質問表
Copyright R. Melzack, 1987

［日本語版として汎用されているフォームは前掲『痛み学』の付録を参照されたい］

図 2-5　マギル痛み質問表 簡易版（McGill Pain Questionnaire-Short Form：SF-MPQ）

(Chok, 1998 ; Graham et al., 1980 ; McDonald & Weiskopf, 2001 ; McIntyre et al., 1995 ; Melzack, 1975, 1987 ; Wilkie, 1990)

MPQ の最大のマイナス面としては，痛みの表現語が非常にたくさん使われ

ていることにある*。それらの言葉の微妙な違いや重症度のランクづけは混乱を招くことがあり，高齢の患者にとって問題をはらんでいる。以前に，患者が選んだ表現語は，その患者個人の痛みの訴えというよりも何らかの症候群［症状の集まり］をより表していると判断されたことがある (Gracely, 1992; Graham et al., 1980)。

> *日本語と英語のバイリンガルの人たちの協力において，MPQにある痛みの表現語の日本語訳が検討された。日本語では繰り返し語が多く使われているのに対し，英語では何かに例えて表現することが多く，MPQには現在は使われていないような言葉（古語）もいくつかあることが明らかになった。熊澤孝朗，波多野敬，山口佳子「痛みを表現する言葉」『痛み学——臨床のためのテキスト』付録3，名古屋大学出版会，2010。

(2) 簡易痛み質問表 (Brief Pain Inventory : BPI)

簡易痛み質問表は古くから使われている痛みの多面的な評価スケールであり，もともとはがん患者の痛みを評価するために開発されたものである（図2-6参照）。さまざまな研究で信頼性と妥当性が裏づけられており，簡単で使いやすいツールである (Daut et al., 1983; Raiche et al., 2006; Tan et al., 2004; Tittle et al., 2003; Williams et al., 2006)。このBPIは，MPQと同様に数々の言語に訳されており，妥当性と信頼性についても調べられている (Ger et al., 1999; Klepstad et al., 2002; Radbruch et al., 1999; Mystakidou et al., 2002)。

このBPIの利点のひとつとして，患者自身が記入する方式でもインタビュー方式でもどちらでも使用できることがあげられる。高齢の患者にとって，質問表のすべてを自分で記入することは難しい場合があり，インタビュー式で用いることができるのは便利である。

BPIには次の要素が含まれている。

- 痛む部位を示すための身体図
- 痛みの強さの程度

簡易痛み質問表（Brief Pain inventory: BPI)

日付_____年___月___日　時刻_____

氏名_____

1) だれでも一生の間に時おり痛みをもつことがありますが（例えば，軽い頭痛，捻挫，歯の痛みなど），きょうの痛みは，このようないつもの痛みと違うものですか？

　　1．はい　　　2．いいえ

2) 痛みを感じている部分を下の身体図に斜線を引いて示してください。そして，一番痛いところに×を付けてください。

　　　右　　　左　　　　左　　　右

3) この 24 時間の間で，**最もひどかった**痛みはどの程度でしたか？　一番よく表わしていると思われる数字を○で囲んでください。

　0　1　2　3　4　5　6　7　8　9　10
　痛み無し　　　　　　想像しうる最悪の痛み

4) この 24 時間の間で，**最も弱かった**痛みはどの程度でしたか？　一番よく表わしていると思われる数字を○で囲んでください。

　0　1　2　3　4　5　6　7　8　9　10
　痛み無し　　　　　　想像しうる最悪の痛み

5) **平均すると**どの程度の痛みでしたか？　一番よく表わしていると思われる数字を○で囲んでください。

　0　1　2　3　4　5　6　7　8　9　10
　痛み無し　　　　　　想像しうる最悪の痛み

6) **今感じている**痛みはどの程度ですか？　一番よく表わしていると思われる数字を○で囲んでください。

　0　1　2　3　4　5　6　7　8　9　10
　痛み無し　　　　　　想像しうる最悪の痛み

7) 痛みのことで，どんな治療や薬を行なっていますか？
_____
_____

8) この 24 時間の間に，痛みの治療や薬でどの程度痛みが軽減しましたか？　その軽減した程度に一番近いと思われるパーセントを○で囲んでください。

　0%　10　20　30　40　50　60　70　80　90　100%
　全く軽減しない　　　　　　完璧になくなった

9) この 24 時間の間に，痛みはあなたの生活にどれぐらいの支障をきたしましたか？　その程度を良くあらわしている数字を○で囲んでください。

A) 日常生活の全体的な活動
　0　1　2　3　4　5　6　7　8　9　10
　支障無し　　　　　　全面的に支障となった

B) 気分
　0　1　2　3　4　5　6　7　8　9　10
　支障無し　　　　　　全面的に支障となった

C) 歩行能力
　0　1　2　3　4　5　6　7　8　9　10
　支障無し　　　　　　全面的に支障となった

D) 通常の作業（仕事と家事の両方において）
　0　1　2　3　4　5　6　7　8　9　10
　支障無し　　　　　　全面的に支障となった

E) 対人関係
　0　1　2　3　4　5　6　7　8　9　10
　支障無し　　　　　　全面的に支障となった

F) 睡眠
　0　1　2　3　4　5　6　7　8　9　10
　支障無し　　　　　　全面的に支障となった

G) 楽しむこと
　0　1　2　3　4　5　6　7　8　9　10
　支障無し　　　　　　全面的に支障となった

Copyright Charles Cleeland, 1991

［日本語版として汎用されているフォームは前掲『痛み学』の付録を参照されたい］

図 2-6　簡易痛み質問表（Brief Pain Inventory：BPI)

- 日常活動における痛みの影響をみるための機能面の評価
- 鎮痛薬の効果に関する質問

　比較的高いレベルの理解力をもち，認知能力にほとんど問題がない患者に対してBPIを利用した場合にはうまくいく。このツールで要求される詳細な情報を提供できない患者においては，違う方法で痛みのアセスメントを行なったほうがより確実な結果を得られるであろう。

(3) **痛みの影響簡易質問表**（Brief Pain Impact Questionnaire：BPIQ）

　痛みの影響簡易質問表（図2-7参照）は，素早く簡単に痛みの評価ができるように開発されたものであり，基本的に，痛みの強さ，機能的な障害，健康状態，アルコール摂取についての一連の質問からなる。面接中に用いられるように考えられており，例えば，機能的な障害の問題などに対して非常に素早く的を絞ることができる。

4　会話不能な患者における痛みのアセスメント

　アセスメントが非常に難しい患者として，痛みについての自己報告ができない人たちがあげられる。このような患者のための痛み評価ツールも数多くあるが，これまでに説明してきたツールに比べてまだ開発の早期段階にある。これらのツールは，主に，痛みを示す行動を医療従事者や介護者の患者観察から診るものである。行動学的な痛みスケールを用いる際のアドバイスは次のとおりである。

- 痛みの強さについて自分から報告するように患者に頼むこと
- 褥瘡(じょくそう)や気づいていない骨折など，痛みの原因となる可能性のあるものを見つけ出すようにすること
- 今までに報告されていない痛みを見つけ出すために，時間をかけて患者を観察すること。特に動作についてよく観察すること

痛み簡易質問表※
・今現在の痛みの強さはどのくらいですか？　この1週間のうちで，最もひどいときと平均的な痛みの強さはどのくらいでしたか？ ・この1週間のうちで，痛みのために，やりたいことができなかったという日は何日ありますか？ ・この1週間のうちで，痛みのために，自分の身の回りのことができなかったのは何度ぐらいありますか？（例えば，入浴すること，食事をすること，衣服を着ること，トイレに行くこと，など） ・この1週間のうちで，痛みのために，日常の家庭の作業に支障があったのは何度ぐらいありますか？（例えば，食料品の買い物すること，食事の用意をすること，お金を払うこと，運転すること，など） ・趣味や友達との交流，旅行などの楽しい活動に参加していますか？　この1週間のうちで，痛みのために，そういう活動が何度ぐらい妨げられましたか？ ・何らかの運動をしていますか？　この1週間のうちで，痛みのために，運動できなかったことは何度ぐらいありますか？ ・痛みによって，思考が乱されることがありますか？ ・痛みによって，食欲がなくなることがありますか？　体重が減りましたか？ ・痛みによって，睡眠が乱されることがありますか？　この1週間のうちで，何度ぐらいありますか？ ・痛みによって，活力や気分，性格，対人関係が乱されていますか？ ・この1週間のうちで，鎮痛のための薬を服用しましたか？ ・アルコールや薬物の摂取で，これまでに自分自身や近しい人に問題を起こしたことがありますか？ ・現在，自分の健康をどのくらいのレベルと感じていますか？ (Weiner, Herr, Rudy, 2002)．※著者の許可を得て掲載

図2-7　痛みの影響簡易質問表（Brief Pain Impact Questionnaire：BPIQ）

- その患者が痛みを示すような行動をしていないか，家族や介護者に尋ねること
- 鎮痛薬の使用を試みること

（Hadjistavropoulos et al., 2007；Herr et al., 2006）

痛みを示す行動について最も参考となるのは，言葉によらない痛み指標チェックリスト（Checklist of Nonverbal Pain Indicators：CNPI）であり，痛みがあることを判別するための指標となる6つの行動リストからなる（Feldt, 2000；Feldt et al., 1998）。痛みを示す行動を決めるにあたって，痛みの原因が同じである患者のなかから，認知障害のある患者とない患者を用いて研究が行なわれた（Feldt, 2000）。このチェックリストは，高齢で認知障害のある患者の救急治療の際に用いるように作製されており（Herr et al., 2006），下に示す行動が確認されている。

- 声をあげる
- しかめっ面をする
- 身構える［全身を緊張させた姿勢］
- 摩(さす)る
- 落ち着きがない
- うめくなど，発声による訴え

この考え方をもとにして，2002年のアメリカ老年医学会は，高齢者における持続性の痛みに対する治療ガイドラインにおいて，痛みを示す行動として次のものを提示した。

- 唸(うな)る，叫ぶ，助けを呼ぶ，うめくなど，言語化
- しかめっ面をする，眉を寄せる，額にしわを寄せる，その他歪(ゆが)んだ表情をするなど，顔による表現
- 固く緊張した姿勢や防御姿勢，体を揺する，そわそわする，行ったり来たりする，痛い部分を摩(さす)るなどの身体の動き
- 攻撃的，闘争的な振る舞い，介護への抵抗，混乱を起こす，あるいは引きこもるなど，人間関係における相互作用の変化
- 泣く，混乱する，怒りっぽくなる，あるいは悲嘆するなど，精神的な状態の変化

（AGS, 2002）

> **臨床のヒント**
>
> 行動学的な痛みスケールを用いて,痛みのレベルに等しい数字を割り当てることは不可能であろう(Herr et al., 2006)。しかし,数値で順位づけをすることによって痛みを評価するように作られたスケールを用いた場合には,その数値を痛み治療開始の目安として用いることができる。例えば,行動学的な痛み順位づけスケールにおいて,そのスコアが4から6の間の場合には,中程度の痛みに対する薬物治療が最も適している。痛みが疑わしい場合には,鎮痛薬の試行投与によって痛み行動が減少するかどうかを診ることが痛みの存在の判断に有用である。

さまざまな痛みスケールによって,会話ができない高齢の人々の痛みを評価できる。これらのツールで共通していることは,痛みがあるかどうかを評価するために,落ち着きのなさや身体の緊張などのような行動的な評価を組み合わせて用いていることである。股関節を骨折した患者に痛みがあるということは容易にわかることであるが,一貫性のある評価基準をもったツールがあれば,評価方法を標準化してケアすることができる。会話不能な患者の痛みアセスメントに現在2つのツール,表情・脚・活動性・泣き声・機嫌スケール修正版(modified Faces, Legs, Activity, Cry, Consolability scale:modified FLACC)および進行性認知症における痛み評価(Pain Assessment in Advanced Dementia:PAINAD)が用いられている。

(1) FLACCスケール修正版 [表情・脚・活動性・泣き声・機嫌スケール修正版]

FLACCスケール修正版(図2-8参照)は小児科仕様から成人用に修正されたものであり,会話不能な患者に対してあらゆる状況において使用できる。表情,身体の強直や落ち着きの無さなどのような行動的な要素で構成されている。5つの行動カテゴリーは,行動なし(0),行動あり(1),行動高頻度にあり(2)で点数づけされる。例えば,身体の強直/緊張の項は次のように点数づけられる。

- 0―身体はリラックスしている
- 1―周期的に緊張がある
- 2―身体が強直している

痛みの自己報告ができない（言葉の不自由な）患者のための行動学的痛みスケール				
表情	0 顔面の筋はリラックスしている	1 顔面の筋緊張がある。眉をひそめたり，しかめっ面をする	2 頻繁に同じしかめっ面，一文字に食い縛った口をする	表情の点数：
落ち着きの無さ	0 完全にリラックスしている様子。正常の動作	1 時おり落ち着きの無い動作をする。姿勢を変えやすい	2 頻繁に落ち着きの無い動作が四肢や頭部にも現れる	落ち着きの無さの点数：
筋の緊張※	0 正常の筋緊張。リラックスしている	1 緊張が強まる。指やつま先の屈曲	2 硬直した緊張	筋の緊張の点数：
発声※※	0 異常な音声はない	1 時おり，うめき声や叫び声，すすり泣き，うなり声をする	2 頻繁に，または常に，うめき声や叫び声，すすり泣き，うなり声をする	発声の点数：
機嫌	0 安心してリラックスしている	1 触れたり，語りかけることで安心する。注意散漫	2 触れたり，語りかけることで慰めるのは困難	機嫌の点数：
行動学的痛み評価スケール　合計点（0 – 10）				

Margaret Campbell（Detroit Receiving Hospital）により開発

※脊髄障害あるいは脊髄損傷をもった患者では，その障害や損傷より上位のレベル［脊髄分節における上位］における筋の緊張を評価する。片麻痺の患者では障害を受けていない側の評価をする。
※※人工気道の患者ではこの項目を評価しない。

行動学的痛み評価スケールの使い方：
1. 行動を観察し，それぞれの項目について適した番号に印を付ける。
2. 行動から診た評価の点数を合計する。
3. 0＝痛みの兆候なし。1～3＝軽度の痛みあり。4～6＝中程度の痛みあり。＞6＝放置されている激しい痛みあり。

留意事項：
1. 患者自身から痛みの報告が得られるときには常に一般的な痛みスケールを用いること。痛みの存在や強さについては，患者自身による報告が最良の指標となる。
2. 自身による痛みの報告ができない患者にこのスケールを用いること。
3. 加えて，患者の以前の反応をよく知っていることから，身近な存在である家族，友人，医療者など，「代理者による痛みの評価」が助けになることがある。
4. 疑わしい場合，鎮痛薬を与えること。「痛みの存在が疑わしい場合，鎮痛薬の試行は治療的であると同時に診断的な意味をもつ」。

図2-8　FLACCスケール修正版

このスケールでは，行動的な点数づけを等価な数値に置き換えることができる。その置き換えには曖昧さがあることを考慮することが重要である。しかし，行動における重症度の範囲を見つけていくことは，患者が感じている痛みを知るうえでの手掛かりとなり，痛みに取り組む治療計画を立てるうえにおいても役に立つ。スケールを用いながら特異的な痛み行動を示す患者を観察するというトレーニングを積んでいくことで，痛みがあってもコミュニケーションがとれない患者の見逃しを確実になくしていくことができる。

(2) PAINAD スケール ［進行性認知症における痛み評価］

　認知症を患っている患者では，評価や治療が行なわれていない痛みをもっているリスクが高い。臨床で応用できることが明らかになっているツールとしてPAINAD スケールがある（図2-9参照）。

　PAINAD スケールは，自身による痛みの報告が不可能な認知症やアルツハイマー病の患者用に特化して開発されたものであり（Lane et al., 2003），次に示す5つの項目からなる。

- 呼吸
- 否定的な発声
- 顔の表情
- 身振り
- 機嫌

各項目は次のように点数づける。

- 0－正常
- 1－時々あり，または，軽い程度にあり
- 2－慰められない，呼び出しを繰り返す，過呼吸などの有意な行動あり

	0	1	2	点数
呼吸	正常	時折苦しい呼吸をする 短時間の過呼吸	ぜーぜーと苦しい呼吸をする 長時間の過呼吸 チェーン・ストークス呼吸*をする	
否定的な発声	無し	時折うめき声をあげる 発話が少なかったり,否定的あるいは非難めいた発語	不安げな叫びを繰り返す 大声でうめき声をあげる 泣き叫ぶ	
表情	笑みをうかべる	悲しんだような 脅えたような 不快そうな	しかめっ面で無表情	
身振り	リラックスしている	緊張感がある 動転している 行ったり来たりする そわそわする	硬直している 拳を握る 膝を抱える もぎ取ったり,押しのけたりする 殴りかかってくる	
機嫌	慰める必要無し	声かけや触れることで気が紛れたり,安心する	慰めたり,気を紛らわせたり,安心させることができない	
				合計____

ニューイングランド老年医学研究・教育・臨床センター（EN ロジャーズ記念退役軍人病院,ベッドフォード,マサチューセッツ州）にて開発された。
Warden V, Hurley AC, Volicer L. Development and psychometric evaluation of the Pain Assessment in Advanced Dementia (PAINAD) Scale. Journal of the American Medical Directors Association 4 : 9-15, 2003.
[*チェーン・ストークス呼吸（交代性無呼吸）とは,一回換気量が徐々に増加し,次に,徐々に一回換気量が減少する呼吸が繰り返される状態]

図2-9　PAINAD スケール

これらの点数づけは,痛み強度の0～10の点数に変換される。

　他の行動学的スケールと同様に,この PAINAD スケールの点数づけは介護者の観察によるものであり,完全に正確なものではない (Herr et al., 2006)。5つの行動だけを取り出したツールであるため,複雑な痛みをもつ患者の痛み度を正確に捉える総合的なものとしては不充分と考えられている (Herr et al., 2006)。

> **その他の評価ツール**
>
> これまでに述べてきたツールに加えて，高齢患者の痛みを評価するために役立つツールが他にもある。例えば，コミュニケーションに制限のある高齢者のための痛みの評価チェックリスト*(Pain Assessment Checklist for Seniors with Limited Ability to Communicate: PACSLAC)，機能的痛みスケール*(Functional Pain Scale: FPS)，ドロプラス-2*(Doloplus-2) などはすべて有用である(Hadjistavropoulos et al., 2007)。
>
> *これら3種の評価ツールはすべて高齢者用のものであり，行動から診て評価するタイプである。すべてがインターネット上にPDFであげられているが，その使用においては許諾が必要である。

5　まとめ

高齢患者における痛みの評価は，困難を伴うがやりがいのあるものであり，特有のテクニックとツールが必要とされる。このような患者のケアに携わる者は，痛みの適切な治療を促すために良質で一貫性のある評価の必要性を理解しておく。痛みの評価なしに痛みの治療はない。いったん痛みの評価がなされれば，24時間のサイクルで考えられた鎮痛薬処方，オピオイド薬や補助鎮痛薬のきめ細かい使用，そして補完的な療法などの術を痛みの治療に利用することができる。信頼性と妥当性のある痛み評価ツールを用いることは，高齢患者の痛みに対して適切な治療を促すことになり，可能なかぎり高いQOLを確保することになる。

ケース・スタディ

　メアリー・ジョーンズ（76歳）は独り暮らしから高度看護施設（skilled nursing facility : SNF）へ入所したばかりである。メアリーはずっと以前に介護施設には絶対に入りたくないと言っていたが，高度な看護を必要とするまでに体調が悪化してしまった。

　メアリーは長年にわたりインスリン依存の糖尿病を患っており，また，膝の変形性関節症ももっている。独り暮らしをしていたときには，庭いじりやトランプクラブを楽しんでいた。しかし最近になって彼女は自分の部屋に引きこもるようになり，怒りっぽくなった。1日の大半を寝て過ごし，彼女は料理をしたり，自分の部屋を掃除したりすることが難しいと思うようになった。

　あなたはメアリーの担当者として，入所のアセスメントをすることになった。彼女の部屋へ行くと悲しそうに引きこもっているようにみえる。痛みがあるかどうかを尋ねると，彼女はあなたを見つめて次のように言った。「痛いのが嫌で嫌でたまらない。いつも痛みがあるの。足が熱くなって，歩くと痛いの。ものすごく痛いわけではないけれど，お天気が変わったりすると，本当にとても悪くなるの。夜は眠れないし，靴を履くのも耐えられないわ。この痛みを自分でどうにかできるなら，自分の家に住むことができるのだけれど。皆がこの痛みの程度を尋ねるから，いつも6だと言うわ。でも，今まで何の助けにもならなかったわ。」メアリーの投薬指示書をみると，6時間ごともしくは必要に応じてアセトアミノフェン350 mgを服用するようにとあった。しかし，彼女はこの24時間以内に何も服用していなかった。

練習問題
1　メアリーの痛みを評価するためのアセスメントにおける基本要素をあげてみよう。

2 メアリーの機能の状態は，どのように障害されているか？　また，彼女のQOLにおいて何が影響を及ぼしているか？

3 メアリーにとって，痛み問題の妥当なゴールは何か？

4 メアリーの痛みをケアするうえで，痛みのアセスメントをどのように行なうか？

5 メアリーの痛みが定期的に評価され，薬の適切な処方や投与が行なわれた場合，どのような予後が期待できるだろうか？

第 3 章

高齢患者の鎮痛薬マネジメント

　65歳以上の高齢者に対する鎮痛薬のマネジメントは非常に難しく，治療する側の能力が試されるようなものである。その年代の人々には，第1章で述べたように，治療されないままに痛みを放置することにつながるような誤った通念が拡がっている。多く臨床試験においては高齢患者が除外されており，充分なデータがないために，薬剤の選択や投与量の限界，副作用の判断などの大部分は，医師ら医療従事者個人が主観的に［いわゆる勘と経験に基づいて］決定している。非ステロイド性抗炎症薬（nonsteroidal anti-inflammatory drugs：NSAIDs）における83の無作為化試験の報告では，1万人の被験者のうち，65歳以上の人はたったの2.3％であり，85歳以上の高齢者は1人も含まれていなかった（AGS, 2002）。また，医療従事者は，オピオイド薬物で起こる可能性のある鎮静作用や吐き気，便秘などのような副作用を懸念して，それらを処方することを恐れて使用しないことが多い。

　この年代の人たちの痛みに対する薬物投与がなぜやっかいなものであるのか，その原因となるような誤った通念を次に示す。

薬を処方する側では：
- 高齢者はオピオイド薬物に耐えられないという思い込み
- 高齢の患者は，若い患者と同じような痛みの感じ方ではないという思い込み

患者側では：
- 高齢者の日常生活においてその一部分として痛みがあるのは当たり前だという考え
- 他の人を煩わせない良い患者とみられたいという考え
 (Karani & Meier, 2004)

　高齢患者は若年患者に比べて鎮痛薬の処方を複雑にさせるような併存疾患を多くもっている。しかし，誤った通念が先立ち，医療従事者が高齢患者に対して，効果的な薬物の提案をしなかったり，慢性痛を抱えて生きていく方法を学ぶべきだといったりすることで，痛みや抑うつ状態を重篤なものに導いてしまう危険がある。問題とすべき点は高齢患者が鎮痛薬に耐えられないということではなく，むしろ次に示す点にある。

- 薬物すべてを代謝する肝臓や腎臓など，生理機能に年齢がどのように影響するか
- 痛みに向き合う姿勢，および一般的な鎮痛薬の使用に対する考え方

　どんな理由であれ，鎮痛薬の服用をしぶることが，痛みの消退に大きく影響を及ぼす可能性がある。ほとんどの高齢患者は，痛みなどのために薬を服用することを嫌う。処方されたり，自分で必要と感じたりしたときには薬を服用し，副作用がとても疑わしい場合には全く薬を服用しない。薬物の必要性に対しては充分に理解しているが，服薬の仕方を自分でもっとコントロールしたいと思っている。

　高齢患者 5 人に 1 人が 1 週間の間にほんのたまにだけ鎮痛薬を服用したと報告している（Reyes-Gibby et al., 2007）。この調査結果は次のようなことを示していると思われる。

- 処方する者によってもたらされた過少治療

- 高額な薬を買う余裕がない
- 鎮痛薬を服用したがらない
- 痛みを報告することによって高額な検査や入院が必要になるかもしれないことへの恐れ

(Reyes-Gibby et al., 2007)

　高齢患者では上述のような誤解のために，治療されない痛みや過少治療による痛みを作ってしまうことになり，下に示すような重大な結果を招く。

- 抑うつ状態
- 認知障害
- 睡眠障害
- 芳（かんば）しくない臨床転帰
- 機能的能力の減少
- QOL の低下
- 不安
- 社会との接触の減少
- 医療施設の利用と費用の増加

(AGS, 2009 ; D'Arcy, 2007 ; Karani & Meier, 2004)

1　高齢患者における鎮痛薬の使用

　高齢の患者でも若い患者と同じように痛みの刺激を感じている（Huffman & Kunik, 2000 ; McLennon, 2005）。しかし，糖尿病や神経障害，関節炎などの慢性疾患によって，高齢患者の神経伝達系は変容してしまっている可能性もある。さらに，痛みが通常とは異なって伝達されている可能性に加えて，加齢に伴い薬物代謝も変化している可能性があり，薬物を使用する際には，患者個人の身体を考えて，その患者の身体年齢によって調節しなければならない。副作用を起

こさず，また，患者が服用している他の薬に干渉しないで痛みを緩和させる，そういう薬の選択は患者が年齢を重ねるほどに非常に難しくなる。

> **臨床のヒント**
>
> 加齢の結果に起こる生理的変化は高齢者の個人個人で違いがある。2人の患者が同じであることはないし，年齢が同じだからといって同じではない。

　当然，高齢患者は年老いた身体をしており，その状態のもとで鎮痛薬を使うことになる。オピオイド薬物の使用により影響を及ぼす重篤な変化には，器官系と関連しているものがある。

- 腎臓の質量は30歳から80歳の間に25～35％減少する。腎臓機能の低下は，薬物の排泄に影響を及ぼす。腎臓で排泄されるような薬物を処方した場合には，投薬量の調節が必須である。

- μオピオイド受容体*は消化管運動を低下させることに関連しており，その受容体の増加は便秘を起こしやすくする。

    *オピオイド受容体とは，モルヒネ様物質（オピオイド）の作用発現に関与する受容体タンパク質で，4種類のサブタイプ（δ，κ，μ，ノシセプチン）が認められている。μ受容体はモルヒネの鎮痛作用に最も関連がある。

- 高齢の患者において血管の変性［動脈硬化など］は一般的なものであり，起立性低血圧や体液鬱滞（うったい），また，目まいなどを起こして転倒する可能性が高くなる。

- 65歳以上の患者では視力の低下が予想され，75歳以上になるとさらに奥行きに対する知覚が低下する。また，65歳以上の患者の25～45％において聴力低下が起こっている。このことが，薬剤の説明を読んだり，服用についての説明を聞いたりすることに影響を与えている。

（Potter, 2004 より引用）

高齢患者において，薬物投与が難しく，副作用を起こしやすいその他の理由を次に示す。

- 体脂肪組成：脂肪に対する筋肉の比率は加齢によって変化する［筋肉の割合が減少することが多い］。
- タンパク質結合が薬物の有効性に影響する。栄養不足がタンパク質貯蔵量を減少させ，薬剤のタンパク質結合能力に影響を及ぼす。つまり，薬物はタンパク質と結合する部位を獲得するために，競合して複数の薬剤の効果を無効にしているといえる。
- 加齢は，消化管運動の低下，心拍出量の減少，糸球体濾過量の減少など，薬剤の吸収，代謝，除去に関わる機能に影響を及ぼす。
- オピオイド性薬物だけでなく，抗うつ薬や抗けいれん薬などの非オピオイド性薬物の副作用によっても鎮静や混乱などのような知覚や認知の変化が起こるリスクがある。
- 40歳以降では腎臓機能が低下することにより，薬物の排泄能が10年ごとに10％ずつ低下する。

（Bruckenthal & D'Arcy, 2007 ; Horgas, 2003）

2　薬剤使用における社会的配慮

　言葉が使えず，コミュニケーションがとれない患者は，痛みがあっても鎮痛薬を欲しいと言うことができない。このような患者の場合，痛みがありそうなときに鎮痛薬を試すことで，痛みが本当に問題であるかどうかを診ることができる。痛みがある場合には，痛み行動［痛みがあるときにする行動（第2章の痛みのアセスメントの評価項目を参照）］が多くなり，休息や活動の乱れが起こる。

　このような人たちに効果的な痛み治療をするためには，必要に応じて頓用で投薬するというより，24時間のサイクルで考えられた投薬計画を行なったほ

うが着実な痛みの緩和を得ることができる。このアプローチを用いて，痛みが落ち着いてきたときに投薬スケジュールや用量を変えていくようにすれば，副作用を引き起こすことなく，より質の良い痛みの緩和が得られる。

(1) 多剤投与

高齢患者は併存疾患が多いため，1日に5種類以上の処方薬を服用するような多剤投与となっていることが多い。また，処方された薬剤だけでなく，旧態然とした薬剤投与計画に組み込まれた，いわば時代遅れの処方による薬や市販の薬剤などを定期的に服用している場合もある。このような服用パターンは，薬物・薬物相互作用や副作用を引き起こす可能性がある。

高齢者では多剤投与を可能なかぎり避けなければならない。しかし，多様な併存疾患を抱えた多くの高齢者にとって多剤併用療法は現実であり，多剤投与の定義が例えば9種以上の薬剤とされていても，ほとんどの高齢患者は多剤投与の範疇に入ると考えられる（Zurakowski, 2009）。

Zurakowski（2009）は，次のような提言をしている。薬を処方する者は，高齢者において副作用を引き起こす可能性のある薬剤リストである Beers criteria*のなかの"理にかなった多剤投与"に書かれていることをよく理解すること。また，薬剤師は薬剤の安全な組み合わせを考える手助けをすること。薬物・薬物相互作用は，避けることができない深刻な副作用を引き起こすことがある。薬を処方する者は，薬物・薬物相互作用を引き起こさないために，現在服用している薬剤のリストと，処方を検討している薬剤を照らし合わせてチェックすべきである。

> *ベアーズ・クライテリア。Beers リストとも呼ばれる。米国のベアーズらがまとめた高齢者に不適切な医薬品リスト。国立保健医療科学院の今井博久疫学部長らのグループにより日本版が作成され，ウェブサイトでも公開されている。

多くの患者において，同じような症状がでたときのために，すでに服用しな

くなっている薬をとっておく傾向がある。高齢患者においても同様であり，その年齢から非常に豊富なコレクションとなっている。古くなったり，服用していない薬は破棄しなければならない。患者には，医療者側が薬剤の種類や用量

> **多剤投与**
>
> 多剤投与とは，5種類以上の処方薬と定義されている。高齢者では，平均6.5の慢性疾患をもっており，その結果，一般的には多剤併用療法となっている（Zurakowski, 2009）。

を決定するときに参考にできる服用薬剤のリストを持たせておくようにすること＊。介護施設に入居している人では，急性疾患の治療のために病院へ転送された際に服用薬剤リストをもっていけるようにしておくこと。

　＊日本では，お薬手帳が発行されるようになり，処方された薬のリストのシールを毎回渡されようになったが，このシールの管理を徹底させるように指導する必要がある。

　プライマリケア＊における患者の場合，その患者が服用しているすべての薬剤を患者か家族にもってこさせるようにする。このような"持ち込み"調査によって，複数の処方者が他院で処方されている薬剤を知らないままに処方していたり，旧態然とした時代遅れの薬剤が出されていたりするのを見出すことができる（D'Arcy, 2007）。服用薬剤リストが更新されたときには薬物・薬物相互作用の可能性をチェックする。薬物相互作用が見つかった場合には，その医療関係者に知らせて，相互作用のない薬剤に変更する。患者の安全のために，高齢者では，薬剤の入った入れ物や錠剤の定期的なチェックが有益である。また，処方されて服用している薬剤，および，副作用の有無を確認するために定期的な持ち込み調査を行なうことも有益である。患者教育に加えて，患者には，薬剤に関する問題点や質問を誰に尋ねればよいかといった情報を与えるべきである。

　＊患者を総合的・継続的に診ていくところ（介護施設も含まれる）。その役割の中心的存在は総合診療医（総合医）であるが，日本において総合医の育成は途上にある。現状では，かかりつけの内科医がこの役割を担っていると考えられる。

(2) 会話不能な患者に対する鎮痛薬マネジメント

　認知症，認知障害，もしくは会話不能な患者に対する鎮痛薬投与には，また新たな困難がある。このような患者は痛みを普通と違って感じているわけではないが，痛みという感覚を解釈することに苦労があるようであり，それは神経細胞の脱落の大きさ次第である（McLennon, 2005）。こういった患者は長期ケア施設の入居者であることが多いが，家庭でケアを受けている人もいる。家族の協力が得られる患者については，日常の痛み行動や効果的な治療についての情報を得ることがケアプランを作っていくうえで役に立つ。

　認知症患者における痛みの有病率はわかっていない（Horgas, 2003）。患者が認知症のさまざまな段階にあるため，痛みを報告する能力に大きな差がある。観察に基づいた行動学的な痛みの測定（第2章のPAINADスケールを参照）は，患者に痛みがあるかどうかを判別したり，薬剤の選択を判断するときに役立つ。認知症患者の痛みを理解してあげることの難しさを考えれば，適切な痛み治療を受けることへの問題を把握するのはそれほど難しくない。

　介護施設入居者の研究において，認知に障害のある入居者は障害のない入居者と比べて，処方され投与される鎮痛薬が有意に少なかった（Horgas, 2003）。また，他の研究では，股関節部を骨折している認知症患者が与えられている鎮痛薬は，同様の状態にある認知障害のない患者に比べて3分の1の量であった（Horgas, 2003）。

　会話することが不可能な患者における痛みの取り扱いについてのアドバイスを次に示す。

- 観察に基づいたアセスメントを行なうこと。しかめっ面をしているなど，痛みがあることを示唆するような行動に注意すること。
- 痛み行動が少なくなるかどうかを判断するために鎮痛薬の試行をしてみること。

・薬剤だけでなく，非薬物的な痛みのマネジメント戦略も用いること。
（Horgas, 2003）

アプローチいかんにかかわらず，痛みの自己報告や鎮痛薬の要求ができない患者においても，鎮痛薬など，痛みの緩和策を利用できるようにしなければならない。鎮痛薬の試行投与によって痛み行動が減少したり，他の薬剤が効果的であったりした場合には，薬剤の24時間のサイクルで考えられた投与［必要に応じて投与するのではなく，24時間を通してシステマティックに投与する方法］が著しい緩和をもたらし，会話不能な患者のQOLを改善するであろう（McLennon, 2005）。

3　適切な鎮痛薬の選択[*1]

世界保健機関（World Health Organization : WHO）の"除痛ラダー"[*2]は，痛みの訴えに適した薬剤を決めるための優れた方法である（図3-1参照）。

> [*1] 日本で痛み治療に用いられている薬物リスト（一般名，商品名，特徴）は，表主一「付録1 痛み治療に用いられる薬物」熊澤孝朗監訳，山口佳子編訳『痛み学——臨床のためのテキスト』名古屋大学出版会，2010を参照されたい。
>
> [*2] ラダー（ladder）とは「はしご」のことであり，この場合，段階的という意味である。原書にはラダーとしか書いていないが，日本において除痛ラダーという言葉が一般的になっているため，本書でも除痛ラダーと表した。

この除痛ラダーは，もともとはがん患者に用いるために開発されたものであるが，次に示すようなアプローチで鎮痛薬を選択する。

1. 軽い痛み（痛みレベル1～3）
   ・アセトアミノフェン
   ・非ステロイド性抗炎症薬NSAIDs（非選択的およびCOX-2選択的）

```
┌─────────────────────────────────────────────────┐
│                    激しい痛み                      │
│   強オピオイド ± 非オピオイド      ± 鎮痛補助薬*    │
└─────────────────────────────────────────────────┘
┌───────────────────────────────────────────────────────┐
│                 中程度～激しい痛み                      │
│  弱オピオイド および／または 非オピオイド鎮痛  ± 鎮痛補助薬*  │
│   ・コデイン                                            │
│   ・トラマドール                                         │
└───────────────────────────────────────────────────────┘
┌─────────────────────────────────────────────────────────────┐
│                   軽い～中程度の痛み                          │
│  非オピオイド鎮痛                           ± 鎮痛補助薬*      │
│   ・アセトアミノフェン    ・NSAIDs                            │
│   ・COX-2阻害薬                                              │
└─────────────────────────────────────────────────────────────┘
```

COX（cyclooxygenase）：シクロオキシゲナーゼ；NSAIDs（nonsteroidal anti-inflammatory drugs）：非ステロイド性抗炎症薬
Berry PH, Covington EC, Dahl JL, Katz JA & Mia Skowski C. (2006) Pain: Current understanding of assessment, management, and treatments. Reston VA: National Pharmaceutical Council, Inc., and Joint Commission on Accreditation of Healthcare Organizations.

[*鎮痛補助薬として，抗うつ薬，抗てんかん薬，中枢神経性筋弛緩薬，NMDA受容体拮抗薬，抗不安薬・睡眠薬，α_2作動薬，ステロイド薬などが使われる]

図3-1　世界保健機関除痛ラダー

2．中程度の痛み（痛みレベル4～6）

- 組み合わせ投与：アセトアミノフェンに，オキシコドン，コデイン，またはハイドロコドン
- オキシコドン（短時間作用型，または徐放型）
- オキシモルホン（短時間作用型，または徐放型）
- トラマドール

3．激しい痛み（痛みレベル7～10）

- モルヒネ，ハイドロモルホン，フェンタニール，メタドンなどのオピオイド薬

(Dalton & Youngblood, 2001 ; D'Arcy, 2007)

　痛みに対する主要な薬剤に加えて，抗うつ薬や抗けいれん薬などの補助的な薬剤も痛みの軽減に役立つ。これら補助的な薬剤は，神経障害痛の症状に特に有用である。三環系抗うつ薬であるアミトリプチリンを高齢患者に用いることは推奨できない。高齢患者に最も注意すべき副作用として，アミトリプチリンには朝の起立性低血圧があり，転倒のリスクを増やす。

　痛みに対してオピオイド薬を用いる場合には，低用量から始め，漸増的に進めていく方法がよい。低い用量を試すこと，および，家族に患者の変化を観察してもらうことが，痛みの緩和に最適なオピオイドの使用法を決める助けとなる。

(1) 軽い痛みのための鎮痛薬

　痛みが軽い場合，患者はアセトアミノフェンや非ステロイド性抗炎症薬が含まれているような市販の薬を用いる傾向がある。このような薬は手軽に入手できるが，リスクがないわけではない。

① アセトアミノフェン

　アセトアミノフェンは市販薬として手に入れることができ，その調合や含有量は多岐にわたる。軽度の痛みに対して有用であり，また，オピオイドの補助的な薬剤としても用いられる。いったん痛みが強くなったことのある患者では，多くの人がアセトアミノフェンを重要だとは考えていないが，オピオイドと併用した場合にアセトアミノフェンは痛みを軽減させることがあり，オピオイド薬の減量に役立つ［日本におけるアセトアミノフェン薬はカロナール®，アンヒバ®，タイレノール®など］。

　肝機能障害がある場合には，アセトアミノフェンの1日の総用量を減らさなければならない。アルコール依存症や肝機能・腎機能障害の病歴がある患者で

> **臨床のヒント**
>
> アセトアミノフェンは肝臓で代謝されるため，アセトアミノフェンを日常的に服用している患者では，少なくとも1年に1回は肝機能の検査結果をチェックすること。長期にわたってアセトアミノフェンを服用している患者では，アラニン・アミノトランスフェラーゼ*が一時的に上昇するケースがある。しかし，最大用量を用いなければ肝不全や肝障害に移行することはない（AGS, 2009）。
>
> *アラニン・アミノトランスフェラーゼ（alanine aminotransferase：ALT）は，グルタミン酸ピルビン酸転移酵素（glutamic pyruvic transaminase：GPT）とも呼ばれる。肝細胞に多く存在し，細胞破壊されると血中濃度が上昇する。

は，アセトアミノフェンの1日最大用量4gをその50〜75％に減量して用いる，あるいは使用をひかえる必要がある（AGS, 2009）。

② 非ステロイド性抗炎症薬（NSAIDs）

非ステロイド性抗炎症薬（nonsteroidal anti-inflammatory drugs：NSAIDs）は，高齢患者の痛み緩和のスタンダードとして長く使われている。スーパーマーケットやドラッグストアで比較的安価で簡単に手に入れることができ，処方された用量に見合ったものを市販製剤として入手できる。NSAIDs は，適切に用いた場合，慢性的な炎症痛の緩和にアセトアミノフェンより効き目がある（AGS, 2009）。一般的に NSAIDs は，炎症痛，関節炎痛，頭痛，軽度の捻挫や肉離れなどに用いられる。

基本的に NSAIDs には2種類ある。

- **非選択的 NSAIDs** イブプロフェン（Motrin®, Advil®）［日本ではブルフェン®, エスタックイブ®, ストナー®, パブロン®, ベンザブロック®など］, ナプロキセン（Naprosyn®）［日本ではナイキサン®, サリチルロン®, ナロスチン®, モノクロトン®, ラーセン®など］, ケトプロフェン（Orudis®）［日本ではメナミン坐薬®, エパテック坐剤®, 外用としてエパテックゲル®, セクターゲル®, モーラス®, ミルタックス®など］などのような非選択的 NSAIDs*は，胃の内膜を覆い

保護する役割をもつプロスタグランジンの生成に影響を及ぼす。プロスタグランジンは腎臓や心臓など他の器官にも存在する。

＊日本で最も汎用されているロキソニン®はロキソプロフェンであり，非選択的NSAIDsである。また，ボルタレン®もこのカテゴリーに入り，非常に強い効果（副作用も大きい）をもつジクロフェナクである。

- COX-2 選択的 NSAIDs　COX-2 薬剤として現時点で利用できるものはCelebrex®のみである＊。胃のプロスタグランジンに害を及ばさないようになっており，また，血小板凝集にも影響しないため，血液凝固に影響をおよぼさない。

＊Celebrex®は日本ではセレコックス®として出ている。その他，オステラック®，ハイペン®，モービック®などもCOX-2選択的NSAIDsである。

米国食品医薬局（Food and Drug Administration：FDA）による研究では，Celebrex®などのCOX-2選択的な薬剤だけでなく，すべてのNSAIDsが心血管系や腎血管性の障害，脳卒中，心筋梗塞のリスクを増加させる可能性があることを示している（Antman et al., 2007 ; Bennett et al., 2005 ; D'Arcy, 2007）。NSAIDsによる副作用として消化管出血のリスクは高く，循環器疾患予防としてアスピリン［バイエル薬品のアスピリン，バイアスピリン®のほか，複合剤としてバファリン®やケロリン®がある］を服用している患者がNSAIDとアスピリンを併用した場合，そのリスクは数倍に増加する（D'Arcy, 2007）。入院統計をレビューした最近の研究では，65歳以上で消化管出血を起こしている人の23.5％がNSAIDsに関係があることが示された（AGS, 2009）。

> **さらに詳しく**
>
> 2つのタイプのNSAIDsのメカニズムについては http://www.fda.gov/ohrms/dockets/ac/05/slides/2005-4090S1_02_FDA-Cryer.ppt で理解することができる［日本のウェブサイトでも詳しく説明されているが，情報の正確性に注意しながら参照されたい］。

③ NSAIDsにおける消化管へのリスク

非選択的NSAIDsの大きなリスクのひとつに胃潰瘍がある。胃潰瘍は，非選択的NSAIDsを始めた患者の約30％で1週間以内に発症する（Wallace & Staats, 2005）。このような潰瘍をもつ患者の多くは無症状性であり，タール状の便や吐血で出血が明らかになったときに初めて医療機関を受診する。

消化管出血のリスクを減らすために，一般的にオメプラゾール（Prilosec®）［日本ではオメプラゾール®，オメプラゾン®など］などのプロトンポンプ阻害薬を用いているが，オメプラゾールは消化器系の上部のみを保護するものである。一方，患者の服薬遵守には必ずしも信用できない面がある。最近の研究で，患者がNSAIDsの副作用に対する予防としてプロトンポンプ阻害薬の処方を受けるようになるまでは，NSAIDsを処方されても服用しない人が60.8％と高かったことが明らかになった（Sturkenboom et al., 2003）。

また，多くの高齢患者は心臓保護作用のためにアスピリンを毎日服用しており，NSAIDsのリスクに加えてアスピリンによる潰瘍形成の発生率も加わり，消化管出血の可能性は増加する（AGS, 2009）。用量が多くなるほど，そして年齢が高くなるほどに消化管に対する副作用の発生率は高くなる（Perez-Gutthann et al., 1997）。さらに，NSAIDsを服用しながらアルコールを常用すると消化管出血や潰瘍形成のリスクは増加する。消化管の問題を考慮すべきかどうかは，主に，個々の患者の病歴や医療状況による。

④ NSAIDsにおける心血管へのリスク

心臓バイパス手術を最近受けた患者，心臓疾患をもつ患者，一過性脳虚血発作（transient ischemic attack：TIA）や心筋梗塞を起こしたことのある患者など，心血管系のイベントが起こるリスクが高い患者にはNSAIDsを推奨しない（Antman et al., 2007）。これらの患者では他の系統の鎮痛薬を推奨する。

患者にどのようなNSAIDを処方するかを判断するときには，ナプロキセン

がアスピリンの効果を妨げるという指摘があること（Capone et al., 2005），また，イブプロフェン，アセトアミノフェン，ジクロフェナクの併用においても同様に効果を妨げる可能性があること（Catella-Lawson et al., 2001）を考慮しなければならない。予防的にアスピリンを服用している患者は，消化管に対するリスクが増加するだけでなく，NSAIDs がアスピリンの効果を減少させてしまう可能性がある。

痛みの緩和のために推奨される NSAIDs 使用法は，一般的に，できるかぎり低い用量をできるかぎり短い期間で用いるべきとされている（Bennett et al, 2005）。関節炎やその他の慢性的な病態のために長期にわたって NSAIDs を服用し続けると，命を脅かすような深刻な事態を引き起こすことがあるということを高齢者自身が知っておくべきである。

(2) 高齢患者におけるオピオイドの使用

オピオイドには3つのタイプの異なった受容体に結合するものがあるが，オピオイド薬の主なものはμ受容体拮抗薬である［40ページの訳者註を参照］。μ受容体の結合部位は，末梢および中枢神経系，消化器系，その他にもいたるところにみられる。κおよびδ受容体の結合部位は，脊髄などの部位にあり，μ受容体結合部位のように体中に存在するわけではない。

薬剤が身体に入り，μ結合部位を見つけて結合し，痛み刺激の伝達をブロックすることで鎮痛が得られる。高齢者では，胃内容の排出が遅いこと，および腸管のオピオイド結合部位が，オピオイドに起因した便秘の発生率を高くしていることと関係している（Zurakowski, 2009）。また，オピオイド結合部位は末梢にも存在するが，その作用機序についてはまだ議論されているところである。

オピオイド投与における初期のゴールは，副作用をできるかぎり減らして鎮痛を得ることである。しかし，オピオイド療法には処方する者にとって手に負えないこともいくつかある。オピオイド代謝に影響したり，鎮痛に影響を及ぼ

す可能性のある点を次に示す。

- **オピオイドの多様性**　オピオイドの結合部位には遺伝的な差異があり，その多様性は薬剤が結合する能力と関係している。例えば，遺伝的にフェンタニルよりモルヒネのほうがより早く吸収されるようなμ受容体結合部位をもつ可能性のある患者がいる。薬物によっては，痛みの緩和が悪くなることもある（D'Arcy, 2007）。

- **結合能力**　高齢患者は薬物の結合能力が減少するタンパク質欠乏症をもっていることがある（Bruckenthal & D'Arcy, 2007；Zurakowski, 2009）。

- **肝臓におけるチトクローム P-450*（cytochrome P450：CYP450）系**　この系は，あるオピオイドを利用できる代謝物に変換するものである（Fine & Portnoy, 2007）。

    *チトクローム P-450 は肝臓において解毒を行なう酵素として知られており，その他にステロイドホルモンの生合成など，さまざまなことにも関与している。

- **オピオイドが代謝される速度**　オピオイド代謝は患者によってばらつきがあり，遅かったり，中くらいであったり，速かったり，超高速であったりする（Løvlie et al., 2001）。

- **人種的な違い**　白人患者の 5～10％では，コデインをその活性代謝物で

オピオイドに関する用語

- オピオイド初回患者：オピオイド療法を始める時点で，それまでにオピオイドを使用したことがない患者。
- オピオイド耐性あるいは依存性をもつ患者：定期的にオピオイド薬剤を常用する患者。

　これら 2 つのグループの患者にオピオイドを用いるのは非常に難しい。オピオイド耐性をもつ患者は，術後痛などの新たな痛みに対してさらに多くの薬剤を必要とすることがある。オピオイド初回患者では，オピオイド療法を開始する時点で副作用の詳細な観察を必要とする（D'Arcy, 2007）。

あるモルヒネに代謝させる能力が低いか，全くない（Løvlie et al., 2001）。［コデインは生体内でモルヒネに代謝される］

　その他の考慮すべき点として，患者のオピオイド使用歴があげられる。何らかのオピオイド薬で深刻な副作用があったか？　その患者の痛みは，ある特定のオピオイドによく反応を示したか？　さらに，高齢患者にオピオイドを用いるための最も重要なことは，その患者は最後に処方された薬剤を実際に服用し続けているか？　という点である。ある特定のオピオイドで治療がうまくいったことがあるならば，再びその薬剤を用いてみることが重要である。

　オピオイドを投与したときには，痛みを抑えるためにアルコールを摂っていないかどうかを患者に確認しなければならない。薬物療法でその痛みを受け入れられる程度にまで軽減しない場合に，薬剤の効果を強めるためにアルコールを重ねて摂取する患者がある。このやり方は非常に危険である。したがって，患者に対しては，注意深く，かつ，非難めいたことを言わないように対応すべきである。痛み緩和の補助としてアルコールを摂取する患者がいた場合には，アルコールを摂らなくてもその患者に適合した痛みの管理ができるよう，ケアにあたる者は患者自身が医師らに自分の要望を話せるように手助けをする。

① オピオイドと依存性

　高齢患者は依存性についても不安をもっている。患者たちは，オピオイドのコントロールが難しかった家族や友人がいたり，テレビやニュースなどで有名人が鎮痛薬の中毒になったと報道されているのを聞いていたりする。この不安の対処にあたる者は，高齢者が中毒になることは非常にまれであると断言してよい（McLennon, 2005）。中毒や依存症，耐性，仮性嗜癖の違いについて患者の理解を得るためには，それらが何を意味するのかを定義することが役に立つ。高齢患者が中毒になる確率は非常に低いため，過去に中毒を起こしたことがない患者では，痛みのためにオピオイドを使用することに全く，もしくはほとんど問題ないと考えてよいだろう。

> ### さらに詳しく
>
> **中毒／嗜癖** 中毒／嗜癖とは，4つのCで特徴づけられる慢性的で神経生物学的な疾患である。
> - 薬物に対する強い欲求（craving for the substance）
> - 強迫的な使用（compulsive use）
> - コントロールを欠いた薬物使用（lack of control over substance use）
> - 害にかかわらず継続的に使用（continued use despite harm）
>
> （AAPM, ASP, ASAM, 2001）
>
> **身体的依存症** 痛みの緩和のために毎日オピオイドを摂取した場合，身体は規則的に摂る薬剤に依存するようになり，オピオイド摂取を止めたとき，離脱症候群を起こすことがある。吐き気，嘔吐，下痢，震え，血圧上昇がこの症候群の特徴である（AAPM, APS, ASAM, 2001）。
>
> **耐性** 身体にオピオイドに対する耐性が徐々にできあがり，痛みの緩和だけでなく，鎮静や吐き気などに対する作用が低下する。耐性が起こった患者では，用量を増加させる必要がある（Warltier et al., 2004）。また，耐性が起こった患者は，薬剤の中毒は起こらず，むしろ徐々に生理的な順応がみられるようになる（Jage & Bey, 2000）。
>
> **仮性嗜癖** 時計ばかりを見る，意識的に薬を探すなどのような一連の行動を指し，実際には痛みが完全に治療されていないことを示す。鎮痛のための薬が調整されれば，すぐにこれらの行動はなくなる（Fine & Portnoy, 2007）。

中毒や薬物乱用の既往歴がある高齢患者の場合でも，投与量を多くする必要が生じるかもしれないが，痛みを効果的に治療することは可能である。

② 中程度の痛みのためのオピオイド

中程度の痛みに対するオピオイド薬物療法の大部分は，薬剤の組み合わせによって行なう。アセトアミノフェンとオピオイドの組み合わせには許容限度があり，アセトアミノフェン（Tylenol® ［日本ではタイレノール®として発売されている。飲みやすく作られている］）の1日最大量には制限がある。次に示す薬剤は中程度の痛みの治療に有用である。

- コデイン，またはコデイン＋アセトアミノフェン（Tylenol® #3 ［日本のタ

イレノール®はコデインとの合剤のものはなく，アセトアミノフェン単剤だけである］）軽度の痛みの緩和に用いる。便秘と消化管の副作用がよく知られている。

- ヒドロコドン＋アセトアミノフェン（Vicodin®，Lortab®など［日本ではこのような合剤はない］）一般的に患者に受け入れられやすい。徐放型のものもある。嚥下困難であったり，栄養チューブを使用している患者に用いる内服液状のタイプもある。

- オキシコドン＋アセトアミノフェン（Percocet®，Percodan®，Oxyfast®，Oxycontin®［Percocet®，Percodan®は合剤であるが，日本には合剤は存在しない。オキシコンチン®はアセトアミノフェンとの合剤ではなく，オキシコドン単剤である。オキシコドン薬としては，徐放型のオキシコンチン，即効型のオキノームなどがある］）強い痛みの緩和を促し，術後痛によく用いられる。液状の飲みやすくされたものもある。オキシコンチンは徐放型である。

- オキシモルフォン（Opana®など［オキシモルフォン製剤は日本では未発売］）即効型でありながら，持続した痛みの緩和をもたらす（Adams et al., 2005；Adams & Abdieh, 2004）。画期的な薬剤というものは徐放型であることが求められる。Numorphanという第4型のものが有効である。

- トラマドール（Ultram®，Ultracet®など［日本ではトラマール®。また最近アセトアミノフェンとの合剤としてトラムセット®が発売された］）μ受容体作用薬と選択的セロトニン再取り込み阻害薬（SSRI）を含有する薬剤。発作の閾値を低くするが，目まい，便秘，吐き気，眠気の副作用があり，高齢患者に用いることは難しい。

（D'Arcy, 2007；APS, 2009）

③ 激しい痛みのためのオピオイド

高齢患者に激しい痛みがある場合，低い用量で始めてゆっくりと進めていくというような高齢者に対する痛み治療のアプローチとして推奨されている方法

をとることは難しい。できるかぎり少ない用量のオピオイドを用いて，副作用を観察しながら投与間隔を調整していけば，多少なりとも副作用はあるが，純粋なオピオイド薬が痛みの緩和に最も効果的である。

- モルヒネ（Morphine IR®, MS Contin®, Kadian® など［日本では塩酸モルヒネ，オプソ®，MSコンチン®，カディアン®など］）　モルヒネは，便秘，吐き気，そう痒，幻覚の副作用で有名である。一般的に内服液状のものは，がん患者，また，嚥下困難であったり，栄養チューブを使用している患者に用いられる。数々の副作用があり，高齢患者がこの薬剤に耐えるには困難があるが，痛みの緩和には最も効果的な薬剤である。

- ヒドロモルフォン（Dilaudid®［日本では未承認］）　ヒドロモルフォンは非常に強力な鎮痛薬である。ヒドロモルフォン 0.2mg の静注は，モルヒネ 1mg の静注と同等の作用をもつ。その有効性のため，非常に少ない量で痛みの緩和を促すことができ，副作用の可能性も低い。

- フェンタニル（Duragesic® patches, Fentora®, Fentanyl Oralets®［日本ではデュロテップ®，ワンデュロパッチ®］）　フェンタニルは胃液分泌で分解されてしまうため，錠剤として経口で摂取するものはない。経皮パッチまたはバッカル剤[*1]として用いられている。Duragesic® patch は，1時間に 12.5 μg のフェンタニルを出すため[*2]，24時間管理の痛み緩和が必要な患者で，オピオイド耐性のある患者に有用である。バッカル剤は急激に吸収されだすため，オピオイド初回患者に使用してはならない。一方，パッチは，効果が出始めるまでに 12〜18 時間を要するが，48時間の安定した効果が得られる。

　[*1] 口腔内に留めて溶解させる薬。口腔内で溶解するフェンタニルの錠剤やフィルム状のものは日本では未発売。
　[*2] デュロテップ® では 25 μg/10cm^2/hour という一定の量でフェンタニルを出すため，72時間の安定した血中濃度を維持できる。ただし，充分な効果が出てくるのは初回貼付から12時間程度を要する。

- メサドン，またはメタドン（Dolophine® ［日本では未承認］）　メサドンは，経験豊富な使用者のみによって処方されるべきものである（APS, 2009 ; Chou et al., 2009）。メサドンの主要点は半減期が長いことである。6〜8時間にわたる痛み緩和の可能性をもつが，患者によってはその半減期が12〜150時間に及ぶこともある（Fine & Portnoy, 2007）。高齢患者にメサドンを用いるには，その患者と薬剤について綿密な知見が必要となる。この薬剤を使用する場合には，ごくわずかな用量から初めて，副作用を観察しなければならない。

(D'Arcy, 2007 より引用)

④ 避けるべきオピオイド
　ある種の鎮痛薬は，毒性代謝物や副作用，また合剤に含まれるアセトアミノフェンの用量のために徐々に使用されなくなってきている。このカテゴリーに含まれる最もよく使われている薬剤は，メペリジン−ペチジンとプロポキシフェンの2種類である。

- メペリジンまたはペチジン（Demerol® ［日本では未発売］）　メペリジンは用いるべきではなく，特に腎クリアランスが低下している患者や腎疾患をもつ患者では用いてはいけない（APS, 2009 ; Fine & Portnoy, 2007）。加えて，メペリジンはノルメペリジンへ代謝され，腎でクリアランスされるが，このノルメペリジンは中枢神経系に蓄積され，てんかん発作を引き起こすことがある（APS, 2009）。

- プロポキシフェン（Darvon®, Darvocet® ［日本では未発売］）　数々あるプロポキシフェン薬もまた患者，特に高齢患者にとって問題ある薬物である。この薬剤は軽い痛みのときのみに使用を検討されるべきものである。また，この薬剤は毒性代謝物であるノルプロポキシフェンを産生し，てんかん発作を引き起こすことがある（APS, 2009 ; Fine & Portnoy, 2007）。副作用のリスクから，高齢患者に対してこの薬剤を推奨しない（APS, 2009 ; McLennon,

2005)。

　高齢者において避けねばならない薬剤は，この他にもいくつかある。ペンタゾシンは混合作用拮抗薬のカテゴリーに属し，脊髄下位レベルにある κ 受容体にも結合するため，高齢者に特に禁忌である。インドメタシンは NSAID であり，アミトリプチリンは抗うつ薬である。下に示す 3 つの薬剤は高齢患者にとって望ましくない副作用を起こす。

- ペンタゾシン（Talwin® [日本ではソセゴン®，ペンタジン®，ペルタゾン®]）　混合作用拮抗薬で起こりうる副作用として，せん妄，興奮状態の 2 つがあげられる。

- インドメタシン（Indocin® [日本ではインダシン®，インテバン®]）　この薬剤は中枢神経系に対する毒性の可能性があるため，短期間のみの使用とする。

- アミトリプチリン（Elavil® [日本ではトリプタノール®，アデプレス®，ラントロン®]）　アミトリプチリンで起こる可能性のある副作用として，抗コリン作用および起立性低血圧があげられる。
（McLennon, 2005）

(3) 鎮痛補助薬

　鎮痛補助薬は，鎮痛薬の鎮痛効果を増強させる効果をもつが，一般的にはそれ以外の理由から用いられていることが多い。例えば，うつ病治療に最もよく使われる抗うつ薬が痛みの緩和のための補助薬となることがある（APS, 2009）。次に示す異なった分類の薬剤は，特に神経障害性の痛みに対して効果的に用いることできる。

- 抗けいれん薬，例えば，カルバマゼピン [テグレトール®，テレスミン®，レキシン®]，ガバペンチン [ガバペン®]，プレガバリン [リリカ®]，トピラマート [トピナ®]，Dilantin® [これのみ商品名。一般名はフェニトイン。日本ではアレ

ビアチン®，ヒダントール®]などが神経障害性の痛みや片頭痛に最も一般的に使われる。[片頭痛では，その特効薬としてセロトニン作動薬（イミグラン®，ゾーミック®など），エルゴタミン製剤（カフェルゴット®など）がある]

- **抗うつ薬**，例えば，三環系抗うつ薬（tricyclic antidepressants：TCAs），選択的セロトニン再取り込み阻害薬（selective serotonin reuptake inhibitors：SSRIs），セロトニン・ノルアドレナリン再取り込み阻害薬（serotonin norepinephrine reuptake inhibitors：SNRIs）などが痛みの緩和にも関与する。

  - **三環系抗うつ薬（TCA）** アミトリプチリンやその他のTCAは，プレガバリンが開発されるまでは神経障害痛に用いられていた。起床時に起立性低血圧を起こすことがあり，転倒のリスクが高くなるため，高齢患者には推奨できない。[アミトリプチリン薬は，トリプタノール®，ラントロン®，ノーマルン®]

  - **選択的セロトニン再取り込み阻害薬（SSRI）** フルオキセチン（Prozac®[日本では未承認]）などのSSRIの神経障害痛に対する痛み緩和効果は，結果がまちまちである。[日本で発売されているSSRIは，フルボキサミン薬としてデプロメール®，ルボックス®，パロキセチン薬としてパキシル®，セルトラリン薬としてジェイゾロフト®，エスシタロプラム薬としてレクサプロ®がある]

  - **セロトニン・ノルアドレナリン再取り込み阻害薬（SNRI）** デュロキセチン（Cymbalta®[日本ではサインバルタ®]）は糖尿病性神経障害や線維筋痛症の治療薬としてアメリカ食品医薬品局（FDA）に承認されている。この薬剤の副作用は投与量に関連しており，高齢者では，控えめな量から始め，慎重に増量させていくことが重要である。

> **臨床のヒント**
>
> ある種の鎮痛補助薬では，一般的に，眠気，目まい，鎮静状態という副作用が起こるため，高齢者においては，少量から開始し，ゆっくりと漸増させていかなくてはならない。

ヴェンラファキシン（Effexor®［日本では未承認］）は鎮痛補助薬として用いられるSNRIである。この薬剤は心電図に変化がみられることがあるため，鎮痛補助薬としてこの薬剤を用いた患者には心電図によるモニターを行なうことを推奨する。［日本で発売されているSNRIは，前述のサインバルタ®のほか，ミルナシプラン薬としてトレドミン®などがある］

(4) 対象を絞った局所鎮痛外用薬

痛みの緩和の補助としてさまざまな外用薬が使われており，簡単に使用できることから，高齢患者はこのようなものを好む傾向にある。痛む部位の循環を良くすることが痛みの緩和を導くことがある。鎮痛外用薬の多くは市販されており，処方薬よりも安価であることが多く，また，さまざまな強さのものが売られている。Bengay®やIcy Hot®など*の鎮痛クリームは非常によく使われている。痛む部位に貼り付ける新しいタイプの鎮痛薬入り外用パッチも使いやすい。その他のオプションを次に示す。

> *アメリカで鎮痛クリームとして市販されているもの。有効成分として，Bengay®はカンフル，メンソール，サリチル酸メチル，Icy Hot®はサリチル酸メチルとメンソールが含まれている。日本における同様成分のものは，サロメチール®，新ノイガンエス®，DHC消炎鎮痛クリーム®など。その他，インドメタシンなどを配合したクリームとして，バンテリン®，ラクール®，サロメチール®ID，フェイタス®などがある。

- リドカインパッチ（Lidoderm® Patch 5％［日本ではペンレステープ®，ユーパッチテープ®，リドカインテープ®］）は，帯状疱疹後神経痛治療のために開発された処方用量の局所鎮痛パッチである。FDAの認可は帯状疱疹後神経痛のみであるが，例えば腰痛などの他の病態の治療にも使われている。

- カプサイシンクリーム（Zostrix®［日本では市販薬としてサロメチール®，処方薬としてカプサイシン軟膏］）は0.025％および0.075％の2つの濃度で売られている［日本では0.025％のみ］。トウガラシ由来のカプサイシンは，局所に刺激作用を起こすため，塗布する際には防護のための手袋を使用したほう

がよい。このクリームは効果が現れるまで規則的に（1日に4回までを2週間）使用しなければならない。カプサイシンクリームは神経障害痛にも用いられ，末梢神経終末で産生される神経ペプチドであるサブスタンスP（中枢神経系へ痛みの信号を促進する役割をもつ）を枯渇させるといわれている＊。

＊カプサイシンは感覚神経終末でのサブスタンスP遊離を促進させるが，繰り返し塗布することでサブスタンスPが枯渇して鎮痛効果をもたらすと考えられている。

- NSAID パッチ（Flector® など）は，ジクロフェナクなどの非選択的 NSAIDs が塗布された局所パッチ＊であり，痛む部位に直接貼るものである。これらは，筋緊張や捻挫による軽度〜中程度の痛みに用いる。
(APS, 2009)

＊日本では，ジクロフェナク薬を用いたものとしてボルタレン®テープなどがある。その他のNSAIDが使われているものとしてロキソニン®テープ，ヤクバン®テープ，モーラス®テープ，セルタッチ®テープなどがある。また，湿布薬として用いるNSAIDパップも多種類ある。

(5) 抑えきれない痛み，突出痛＊

痛みというものは静的なものではなく，むしろ動的なものであり，一般的に活動などにより増強したりする（Dahl & Kehlet, 2006）。1日中絶えず痛みがあり，食事の支度をしたり，病院などへ出かけたりする日常活動によってさらに増強するような患者がある。このような患者では，24時間管理の薬剤投与，あるいは徐放性のある薬剤を用いることによって痛みの変動を最小限に抑えることができる可能性がある。また，痛みをコントロールするには，活動したときや1日のうちのある時間に薬剤を追加して用いることが有効である。このような短時間作用で用いる薬剤は，24時間総用量の5〜15％の用量からなるもので，2時間ごとに服用する必要がある（APS, 2009）。

＊突出痛とは，鎮痛薬の規則的な服用で痛みのコントロールができているときに突然起こる一時的，または間歇的な強い痛みを指す。突発痛ともいう。

高齢者にとって日常の活動は，機能の状態を維持するために必要不可欠なものである。徐放性の薬剤を服用している高齢患者が必要に応じて活動に参加できるようにするためには，追加用量の薬剤を用いることが重要となる。徐放性の薬剤を用いる必要があり，活動や睡眠のために追加の薬剤を使用している高齢患者では，オピオイドの投薬計画と同様に，鎮静などの副作用を注意深く観察していく必要がある。

(6) 痛みに用いる薬剤の問題点

どんなオピオイド薬でも副作用を起こす可能性がある。便秘，鎮静，吐き気，嘔吐などが一般的な副作用である。これらの副作用の多くは，発生する期間が限られており，2週間程度で解消するが，便秘のように解消しない可能性のある問題もある。高齢患者では，このような副作用によって薬物を継続して服用することが難しくなり，鎮痛の妨げとなることがある。多くの場合，患者は薬物の副作用に耐えるよりも，その薬物の服用をやめ痛みに曝（さら）されるほうを選ぶ。

- **便秘** 便秘は，オピオイド療法で起こりやすい副作用のひとつであり，唯一，耐性をもたない副作用である。オピオイド薬を用いている患者には，便軟化剤や下剤を処方しなければならない。加えて，水分と食物繊維を多く摂るように患者に説明すること。水分を多く摂取できない患者には，水分を吸収して膨張するタイプの下剤は適さない。

- **鎮静および呼吸抑制** 鎮静および呼吸抑制は，通常，オピオイド療法の開始時に起こる。オピオイド療法を始めたときには，鎮静の兆（きざ）しがあるかどうかをすべての患者で観察しなければならない。制吐薬や睡眠薬，筋弛緩薬など，鎮静を引き起こす他の薬物を併用している場合には，慎重に用い，もしそれらの薬が必須でないならば除外するようにする。

- **痒（かゆ）み** オピオイド薬によって痒みやそう痒（よう）感が起こることがある。これはヒスタミンが放出されたために起こることであり，真性のアレルギーではない。痒みをコントロールするには，ジフェンヒドラミン（Benadryl®〔日

本ではレスタミンコーワ®，ベナ®]）などの抗ヒスタミン剤，あるいはヒドロキシジン（Atarax®［日本ではアタラックス®，ジスロン®]）などの薬剤を用いる。しかし，これらの薬剤はオピオイド薬と併用した場合に鎮静状態を起こす可能性を増やす。

- **吐き気／嘔吐** 吐き気や嘔吐は鎮痛のための薬物でも起こりうるし，緩和されない痛みによっても起こる。オンダンセトロン（Zofran®［日本ではゾフラン®]）あるいはプロメタジン（Phenergan®［日本ではヒベルナ®，ピレチア®]）などの制吐薬が痛みをコントロールする際に役立つ。ただし，多用すると鎮静を起こす。

(D'Arcy, 2007)

高齢者の痛みをコントロールするために用いる薬物に関するアドバイスを以下に述べる。

- 副作用を抑えるために，薬物療法の開始時には短時間作用の薬剤を用いること。
- 過鎮静の可能性を減らすためには，オピオイド薬の初期用量を 25〜50％減らすこと。
- 持続する痛みに対しては，より良い緩和をもたらす投薬計画を立てること。コントロールできなかった痛みに対して，用量を増やして対応するのは慎むこと。
- オピオイド療法初期の高齢者では，加齢で変化した肝臓や代謝過程によって，また，患者が服用している他の薬物によって薬物の排出が影響されることがあるため，日々の観察を怠らないこと。
- 厄介な副作用や毒性代謝物のため，次に示す薬物は避けること。メペリジン，プロポキシフェン，ペンタゾシン，インドメタシン，アミトリプチリン。

(McLennon, 2005)

4 高齢患者のための看護的配慮

のちのちの参考にできるように，バイタルサインのベースライン値をとり，記録しておくこと。特に高齢の患者では，痛み評価のベースライン値を用いて，痛みの強さや機能の変化を診て，それらを記録していくことが痛みの管理と薬物療法を成功に導く。［初診時の患者の状態がベースライン値となる］

患者がオピオイド薬の服用方法を理解しているかどうかを確認すること。ピルケースを用いて，患者の友人や家族に薬を入れておいてもらうようにすると，無意識に重複して薬剤を摂ってしまう事態を避けることができる。また，薬剤使用を頻繁に調べるようにする。現在患者が服用している薬剤や以前に中断したことのある薬剤についても調べておくこと。

患者が勝手に薬剤の服用を中断してしまった場合には，その理由を尋ねるようにすれば，用量を減らしたり，緩下剤を出したり，別の薬剤にしたりなどの解決策を見出すことができる。オピオイド薬を処方した患者すべてに対して便軟化剤や緩下剤を用いた下剤療法を始めなければならない。高齢患者は便秘になることを恐れているが，前もってこの問題に取り組むことによって，便秘に関連した服薬不履行［自己中断］を避けることができる。

患者は錠剤の色と大きさで薬剤を識別していて，自分が服用している薬剤個々の名前や用量，服用法を知らないでいる。薬剤の名前，用量，服用回数，薬についての疑問点など，患者に対して薬剤の教育をすることが痛みを管理していくうえで重要である。

5 まとめ

　鎮痛のための薬剤を高齢患者に用いる場合，多剤併用になる可能性が高く，また副作用が起こる可能性も高く，非常に厄介なことである。オピオイド薬は高齢者の痛みを効果的に治療してくれるが，この種の薬剤を用いるためには，頻回に観察し，再評価することを怠ってはならない。高齢者の痛みを治療する場合には，すべての患者が痛みの評価と適切な治療を受ける権利をもっていることを念頭に置くこと。高齢患者の痛みをオピオイド薬によって治療する際には，患者教育に時間を割き，薬剤の使用法や副作用をチェックする必要がある。大変ではあるが，このような患者の身体機能が維持されて，年齢を重ねてもQOLが保てることに貢献できるのはやりがいのあるものである。

ケース・スタディ

　サム・ジョーンズ（76歳）は，鉄道荷役労働の定年退職者である。彼は地方大学のプライマリケア外来の患者であり，医学博士や看護学修士などの学位取得に取り組んでいる医療者に診てもらっている。その外来では1年に何人もの医療者がローテートし，サムも担当の医師や看護師が一貫していないが，定期的に予約を取っている。彼の収入の主たるものは，社会保障給付金と鉄道の年金である。彼はその大学クリニックに近い介護付き住宅に住んでいる。2人の子があり，クリニックを訪れるときには子が付き添っている。

　サムは，糖尿病，高血圧，冠動脈疾患，末梢血管障害など，健康上の問題をいくつか抱えている。さらに，視力と聴力の低下があり，眼鏡をかけ，補聴器を付けている。最近，サムは足部に灼けるような痛みのあるしびれ感を訴えるようになった。しびれ感は1日中あり，夜間にはもっと悪くなると彼は言う。眠れない夜が多く，持続する痛みは日課の散歩の妨げとなっている。入念な検査の結果，現在の担当者の診断は有痛性糖尿病性神経障害であった。痛みにどう対処すればよいのかとサムが質問すると，診療看護師は薬剤の併用が有効であると言った。サムは，神経障害痛の薬とオピオイド薬の処方箋を受け取ったが，そのうちのひとつであるガバペンチンの支払いだけしかできなかった。彼は処方された薬の支払いができないことをクリニックで言うのが恥ずかしかった。

　足部の痛みの訴えが続いたので，クリニックの新しい担当者は効果がさらに上がるようにプレガバリンに変更し，オピオイド薬の用量も増やした。次にサムがクリニックを訪れたとき，彼の痛みはごくわずかに改善していたので，担当者はオピオイド薬を増やし，徐放薬も処方した。

　その次の来院時に担当者は，サムがさらに多くのオピオイド薬を要求するかもしれないと考え，薬物の乱用を疑った。担当者はサムの尿検査を依頼したところ，彼の尿からオピオイドは検出されなかった。担当者が尿中にオピオイド薬が存在しなかったことをサムに尋ねると彼は答えた。「本当は，他にもいくつか薬があ

って，その薬を買う余裕がありません。それに，どのみちその薬を飲みたくないんだ。前に病院でそれを飲んだとき，頭がぼんやりして，中毒になってしまうかと怖かった。心臓や血圧の薬を買わずに，かわりに痛みのための薬を買わなくちゃいけないのか？　両方ともが必要だけど，自分の年金では買えないんだよ。」

練習問題

1　サムは中毒やオピオイド依存症のどんな徴候を示しているか？　もしそれがないとしたら，担当者はなぜサムがオピオイド薬を乱用しているかもしれないと考えたのか？

2　サムの痛みのための薬剤選択は，彼の状態にとって最良のものであるか？　最良であるとすれば，その理由は？

3　神経障害痛による痛みを治療する場合，どのような種類の薬剤が最も役立つか？

4　高齢者にオピオイド薬を用いて治療できるか？　あるいは，よりマイルドな鎮痛薬にする必要があるか？

5　高齢者に対する薬剤の選択として NSAIDs［非ステロイド性抗炎症薬］は適切か？　もしそうでないとしたら，それはなぜか？

第4章

痛み緩和のための補完的な方法

　痛みを緩和するにあたって，高齢の患者は補完的あるいは非薬物的な方法によって大きな安心感を得ることが多い。通常，軽い痛みの場合には，温めたり，冷やしたり，これまでに効果のあったクリームなどを擦り込んだりと家庭でできる治療法を試みる。特に，関節炎など，ある種の筋骨格系の痛みをもつ高齢者は，痛みを緩和させるために塗り薬を用いたり，温めたりすることが多い（Khatta, 2007）。

　どんなタイプの治療でも，優れた研究によって裏づけされ，証明された結果をもつ技法を用いることが最良といえる。アメリカの国立衛生研究所（National Institutes of Health：NIH）では，代替医療の研究がなされており，国立補完代替医療センター（National Center for Complementary and Alternative Medicine：NCCAM）と呼ばれる組織を作っている。この組織に属する研究者たちは，痛みの緩和のための補助的な役割をする鍼治療や徒手療法，また，サプリメントやハーブ療法，エネルギー療法など，あらゆる代替医療の妥当性を検討している。

　これらのような療法は一般的に補完代替医療（complementary and alternative medicine：CAM）という言葉で表され，「現段階で従来の医療の範囲にあるとみなされていない，さまざまな医療システム，診療行為，健康用品」と定義されている（APS, 2006）。わかりやすくいえば，痛みの緩和のための補完的な手法とは，本流となる医学的治療に置き換えられるものではなく，それを補足するという考えからなっている。患者が痛みの緩和を求めて補完的な療法を行なっ

ている場合，医療担当者にそのことを自発的には言わない高齢者は多い。しかし，ある種のサプリメントやハーブは本流の医学的治療と干渉することがあるため，服用している市販薬やサプリメントなどについて患者に尋ねることが重要となる。このような情報を患者は重要と考えていないが，医療担当者にとってそれらはその患者の欠くことのできない情報である。

> **臨床のヒント**
>
> 市販のサプリメントやハーブ，カイロプラクティックなどの徒手的な療法や家庭で行なう療法など，患者が処方薬以外で痛みを緩和するために行なっていることについて，外来診療あるいは病歴や身体検査の一環として尋ねるようにしなければならない。

　慢性的な痛みを患っている高齢患者は，鎮痛のための薬物によって引き起こされる副作用を嫌い，補完代替医療の療法に興味をそそられる。さらに，時として処方鎮痛薬の代金を支払う余裕がないこともある。補完的な療法や薬についての情報源は数多くある。『全米退職者協会雑誌』(2009年1/2月号)に痛みの緩和に役立つ補完代替医療の療法の特集が組まれていたり，また，多くの高齢患者はインターネットに精通しており，その情報源に頼って，役立つとか害になるとかの細切れの情報を拾い上げたりしている (AGS, 2002)。そのようなタイプの療法についての情報を検索してみると，高齢者にとって数多くの選択肢があることがわかる。

　アメリカ人の多くは補完代替医療の療法を受けることに抵抗感がない。加温パッドや冷湿布，鎮痛軟膏など，痛みがあるときの基本的な手当ては一般的に家庭で可能である。1993年の調査においてアメリカ人は補完代替医療の診療所＊を6億2500万回も訪れていることが報告されている (Eisenberg et al., 1993)。ヨーロッパやオーストラリアでは，補完代替医療の療法を受けている患者の割合は多様であり，約20〜70％と推定されている (O'Hara, 2003)。プライマリケアに携わる人たちの大多数は，補完代替医療の利用について患者に尋ねてはいないが，約40％の患者は自発的にそのことを報告している (O'Hara, 2003)。2002年のアメリカ国立補完代替医療センターによる調査では，補完代替医療

を利用している患者における最も頻度の高い病状を次のように示した。

- 腰背部痛
- 頸部痛
- 関節痛
- 関節炎
- 頭痛

  (Pierce, 2009)

  ＊アメリカではカイロプラクターや理学療法士，作業療法士が診療所を開業している。日本における補完代替医療の診療所は，柔道整復師による整骨院，鍼灸マッサージ師による鍼灸院など。

1　補完代替医療の種類

　慢性的な痛みを抱える患者では，痛み緩和の包括的なアプローチとして補完代替医療をよく利用している。鍼治療など，これらの療法の多くは低侵襲的であり，また，レイキのエネルギー療法やタッチ療法などは非侵襲的である。補完代替医療には3つの方式があり，ケアプランにどのようにこれらの療法を用いるかによって選ぶようにする。

- **補完療法**　これらの手技や療法は，公認されている医学的診療の本流と併せて用いられるものである。例えば，腰痛では投薬治療と併せて鍼治療を受けることがある。

- **代替療法**　代替医療を利用している患者は，医学的治療を受けることを控える。例えば，がんの治療では放射線療法や化学療法のかわりにビタミンやハーブのサプリメントを利用することがある。

- **統合医療**　補完代替医療に従事する人々によって，薬物療法と非薬物的手

法を併せて用いることを表す統合医療という言葉が作られた。この言葉は，アンドルー・ワイル博士*によって広められた（O'Hara, 2003）。
(NCCAM, 2004)

> *アンドルー・ワイル（Andrew Weil, 1942年～）は，米国フィラデルフィア生まれの健康医学研究者。医学博士。ハーバード大学で植物学の学位を取得後，同大学医学校を卒業。世界各地で伝統医学や薬用植物のフィールドワークに従事。現在，アリゾナ大学医学校教授。代替医療も取り入れ，人間の自然治癒力を引き出す伝統医療の提唱者。『人はなぜ治るのか』（日本教文社，1993）、『ナチュラル・メディスン』（春秋社，1996）、『癒す心，治る力』（角川文庫ソフィア，1998）、『ワイル博士のうつが消えるこころのレッスン』（角川書店，2012）など著書多数。

利用できる補完代替医療は多種多様にある。温熱療法や寒冷療法などは非常に簡単に行なうことができるが，バイオフィードバック法*などは訓練が必要である。タッチ療法のような療法では，訓練された術者によって行なわれなければならない。

> *普通では気づかないような身体に起こる変化（生理心理反応）を機械などで捉えて患者にフィードバックし（理解してもらい），患者自身が心身の状態を正確に把握してコントロールできるようにする方法。具体的には筋電図，心電図，呼吸，心拍変動，皮膚温などを測定する。

アメリカ国立補完代替医療センターは，主な補完代替医療を4つに分類した。

- **身体的な療法**　温熱療法，寒冷療法，マッサージ，鍼治療など
- **認知行動的なアプローチ，あるいは心身の療法**　リラクセーション，バイオフィードバック，イメージ療法など
- **エネルギー療法**　レイキやタッチ療法
- **栄養的なアプローチ**　ハーブやビタミンサプリメントの併用療法

(1) 身体的な療法

身体的な療法とは，マッサージや鍼治療，温熱／寒冷療法などのことであり，手技による治療に的を絞った療法である。患者自身で行なうことができる療法

もあるが，鍼治療などは訓練された専門家が行なわなければならない。

① 加温と冷却

一般的に，捻挫などを起こしたとき，患者は医療機関で治療をしようと思う前に温めたり冷やしたりする。コクランの報告では，腰痛治療に加温や冷却による療法を用いることの裏づけは見出されていない（D'Arcy, 2007 ; French et al., 2006）。しかし，付加的な情報として，温湿布を用いると"機能性"が上がることを実証している（D'Arcy, 2007 ; French et al., 2006）。

加温パッドやホットパックは，障害部位の血行を促し，こわばりを減らし，痛みを和らげ，筋緊張を緩和させる（ASPMN, 2002）。熱を用いる療法の際には，それを感じているかを患者に確認し，次のことを注意すること。

- 30分以内にとどめること。
- 血行が悪くなっている部位では火傷を起こさないように注意深く観察すること。
- メントールを含んだクリームを塗っていた部位は皮膚損傷を起こす可能性があるため，その部位を避けること。
- フェンタニルや高血圧薬剤のパッチ，禁煙パッチなど，薬効のある貼付薬の上からは絶対に温めないこと。貼付薬に熱がかかることで薬剤の浸透が増加し，過剰摂取のリスクがある。

臨床のヒント

1993年に設立されたコクラン・コラボレーションはイギリス人の疫学者にちなんで名づけられた。この非営利団体は，医療の効果について正確で最新の情報を国際的に広く一般に提供することを目的としている。コクランは，医療技術の系統的評価［システマティック・レビュー］をして，それを広めること，および，臨床試験や医療技術研究におけるエビデンスを見つけ出すのを推進することを行なっている。コクラン・ライブラリの一部として年4回発刊されるCochrane Database of Systematic Reviewsが，この団体の主要成果である（Cochrane Collaboration, n.d.）。

アイスバス，コールドパック，アイスマッサージは，捻挫や腰痛，筋痙攣の痛みを減弱させることに有効である（ASPMN, 2002）。多くの高齢者は冷たい感覚を好まず，痛みの緩和に効果する可能性があるにもかかわらず，この療法を用

> **RICE療法**
>
> 一般的に寒冷療法の変形として行なわれているRICE（安静rest, 冷却ice, 圧迫compression, 挙上elevation）は，軽傷の手当として効果を上げている（Berry et al., 2006）。

いることを承諾しない。寒冷療法の作用を次に示す。

- 神経伝導を減弱させる。
- 皮膚に反対刺激［深部組織の炎症症状を軽減することを目的として，皮膚を刺激したり，軽い炎症を起こさせたりすること］を起こす。
- 血流を低下させる。
- 筋の弛緩を助ける。
- 局所および全身の代謝活性を下げる。
  （ASPMN, 2002）

加温する療法と同様に，コールドパックを用いるときも短時間にしなければならない。循環器疾患や糖尿病などの患者では皮膚感覚が鈍くなっているため，冷やしている部位に皮膚損傷を起こさないよう注意深く観察すること。

② 鍼治療

中国発祥の鍼治療は，補完代替療法のなかで最も古くからあるものであり，陰と陽のバランスや生命力のエネルギーを用いるものである（O'Hara, 2003; ASPMN, 2002）。エネルギーは経絡に沿って身体のなかを上下に移動する。そのエネルギーの流れが妨げられたり，不足していたり，バランスが崩れていたりしたとき，病気や痛みが起こることがある（Khatta, 2007）。鍼療法は，身体のバランスを取り戻し，滞ったエネルギーの流れを回復させるのを助ける。

鍼治療には，治療を行なっている地域（世界中の）に応じて，いくつかの種類がある。ほとんどの鍼治療は，経穴の皮膚に細い針を挿入するものである（Dillard & Knapp, 2005 ; NCCAM, 2004）。痛みの緩和を促す神経伝達物質を放出するように，挿入された針を手で操作したり，電気で刺激したりする（Dillard & Knapp, 2005）。

鍼治療は，何世紀にもわたって，さまざまな状態の患者や多種多様の身体的な訴えに対して用いられてきている。がん，線維筋痛症，変形性関節症，分娩痛，歯痛の患者では，対象となった全員が鍼治療が効果的であることに気づいている（APS, 2002, 2005 ; Dillard & Knapp, 2005）。鍼治療を受けた変形性関節症の患者570人を用いた研究では，機能の改善と痛み度の減少に注目している（Khatta, 2007）。腰痛緩和のために利用された療法についてのレビューでは，療法の技術に対する研究に的を絞っていくことを推奨しているものの，鍼治療やドライニードリング［薬剤を注入しないで針だけを刺す方法。筋肉内刺激 intramuscular stimulation ともいわれる］を施したグループが，偽治療や治療なしのグループより痛みを緩和し，機能を改善したことを見出している（Furlan et al., 2008）。

③ マッサージ

マッサージの定義として，アメリカの国立衛生研究所に属する国立補完代替医療センターは，身体の筋肉および軟部組織を圧迫すること，擦ること，および，その他の触診としている（NCCAM, 2004）。ラベンダーなどの香りのするオイルや身体をリラックスさせると考えられている何らかの合成物を用いるマッサージ療法もある。マッサージの効果は，筋肉を弛緩し，伸張させて，障害部位に酸素を供給し，血行を促すと考えられている。高齢者はこういったタイプの療法を楽しむようであり，費用が高くなければ，大いに役立つ可能性がある（Bruckenthal & D'Arcy, 2007）。

④ その他の身体的な療法

身体的な療法のすべてが研究によって裏づけされているわけではない。例え

ば，カイロプラクティックの研究結果はあまり証明されていない。しかし，慢性的あるいは亜急性的な腰痛においてカイロプラクティック療法が効果的であるというエビデンスはある（Chou & Huffman, 2007）。

信頼できる研究による裏づけがほとんど存在しない療法としては，マグネットや銅のブレスレットの使用があげられる。

裏づけのある療法は，痛みの緩和を助けるのに有用である可能性がある。例えば，体力回復とバランス改善のための理学療法は，高齢者の可動性や機能性を維持するために役立つ（AGS, 2002 ; Bruckenthal & D'Arcy, 2007）。定期的な理学療法プログラムは，痛みを軽減させ，気分を改善することが明らかになっている（Bruckenthal & D'Arcy, 2007）。個々の患者の能力に応じたプログラムであれば，改善可能なレベルまで患者のパフォーマンスを上げることができる。

(2) 認知行動的な療法

認知機能が損なわれていない患者では，リラクセーションやバイオフィードバック，自己催眠，イメージ療法などの補完療法によってさらに痛みが軽減することがある（AGS, 2002 ; D'Arcy, 2007）。高齢患者のすべてがこのような療法を試みることに抵抗がないわけではないが，療法を受け入れる患者においては，状態をコントロールするための有益な補助となったり，必要不可欠なものとなったりする可能性がある。

① リラクセーション

リラクセーションの療法にはいくつかの異なったタイプがあり，痛みのコントロールに有用である（Cole & Brunk, 1999）。リラクセーションの技法には次に示すようなものがある。

- 楽な呼吸を促すような呼吸の調節
- リラクセーション・テープ

- リラクセーション・エクササイズ

 (D'Arcy, 2007)

 これらの技法は，身体の緊張を減らし，筋肉のリラックスと精神的な安定を促すものである（NCCAM, 2004）。リラクセーションは，慢性的な痛みを患う患者やがん患者だけでなく，術後患者にも有益である（Dillard & Knapp, 2005）。リラクセーション療法の主な利点として，健康が改善されたという実感があること，QOL評価のスコアが高くなることがあげられている（Dillard & Knapp, 2005）。

② **イメージ療法**

 イメージ療法とは，リラクセーションの一種であり，患者に穏やかで心が静まるような場を思い浮かべるようにさせる療法である（D'Arcy, 2007）。患者は，その場の"感じ"を尋ねられ，匂い，味わい，思い浮かべたことから受ける心地よさの感覚を楽しむ（ASPMN, 2002）。患者は自分で思い描いたイメージを作り上げていく。思い描いたイメージを発展させることが難しい場合には，これまでに記録されたイメージを使うこともある。このような療法を受け入れられない高齢者もいるが，そのような人たちは，リラックスすることが難しく，イメージを思い描くことやシナリオを作り上げていくことが苦手なようである。

 例えば，リラックスして美しい赤いバラを思い描くように患者に言う。続いて，そのバラを匂って，すばらしく豊かな色を見て，柔らかな花びらを感じるように言う。この思い描いたイメージが穏やかで心地よいものとなる。このようなイメージを用いることによって，患者は，痛みやストレスを感じているときに，リラックスしてイメージを思い描くことを知る。

 関節炎自己管理プログラム（Arthritis Self Management Program：ASMP）では，心身への手法をいくつか用いている（AGS, 2002）。それらを次にあげる。

- 教育

- 認知再構成法
- 身体的活動
- 問題解決手法
- リラクセーション
- 医療者とのやり取りを円滑にするためのコミュニケーションスキルを上げる

このプログラムは，4年以上にわたる痛みの軽減が実証されており，費用的にもこのプログラムにかかる費用の4～5倍分の節約ができると結論づけられている（Khatta, 2007）。

その他のリラクセーション法として，バイオフィードバック，催眠療法，瞑想療法がある。瞑想療法は痛みを軽減させることがあり，慢性的な痛みをかかえた患者では効果的な対処法*の習得に役立つことがこれまでの研究によって明らかになっている（Khatta, 2007）。これらすべての療法を用いた研究がなされており，患者に効き目のある療法は，その患者が好むアプローチのタイプによって決まることが裏づけられている（O'Hara, 2003）。

*コーピングといわれる。慢性的な痛みをもつ患者では，痛みがあってもできることを見つけ，痛みを受け入れて，能動的な生活スタイルを取り戻していくことで痛みが軽減することがある。

(3) エネルギー療法

エネルギーによるヒーリングは，気功の概念に由来する。アジア文化のひとつである気功は，外部エネルギーと内部エネルギーを調節する技法である。新しいエネルギー療法として，レイキやタッチ療法，ヒーリングタッチがあげられる（Pierce, 2009）。方法に違いはあるが，これらの療法の類似点を次にあげる。

- 人間の身体は，身体内部から外界に向けて発生するエネルギー場をもっている。
- 宇宙エネルギーは，すべての生物のなかに流れている。

- 自己回復は，自由に流れているエネルギー場を介して促進される。
- 病気は，エネルギー場で感じられるものであり，術者の治癒への意思によって変化する。

(Pierce, 2009)

エネルギー療法は，患者をリラックスさせることに役立ち，痛みの緩和をもたらすことがある。最も広く行なわれている療法として，タッチ療法とレイキがある。

① レイキ

レイキ*は，1914年に日本人僧侶である臼井甕男によって開発され，その療法はレイキ術者に伝授されている（Pierce, 2009）。術者は，宇宙の自然エネルギーを用いて，患者の身体のなかで閉塞している流れを開放する。レイキで手を置く配置は，チャクラ，あるいはエネルギーのツボを利用する［チャクラにはさまざまな種類と解釈がある。伝統的なヨーガでは，ほぼ脊柱に沿った7ヶ所］。レイキ術者はチャクラに置いた手を介して宇宙のエネルギーを導き，閉塞している部位の緩和を導く。この療法では，レイキ術者はエネルギーを長距離伝送したり，患者に置いた手から直接送ったりする（NCCAM, 2004）。

＊日本発祥のレイキであるが，1930年代に日本からハワイに伝えられ，その後世界各国に広がった。日本では1980年代になって逆輸入された形で広まった。

レイキ療法には3つのレベルがある。基礎レベルの療法では，エネルギーの閉塞を見つけて開放する。この療法により患者は安らぎを感じ，精神的および身体的な癒しを体験する。患者に向けてエネルギーを導くレイキ術者にも効果が及び，施術が終了した後には患者の身体エネルギーと同調して，さらなるリラックスを覚えることがある。第2レベルおよびマスターレベルでは，より複雑なエネルギーを導くものが加わり，エネルギーの長距離伝送も行なわれる。

レイキの効果を判断する研究として、がん患者に的を絞ったものがある。24人のがん患者を用いた研究では、レイキを用いた患者は用いなかった患者より有意に痛みが減弱している（Pierce, 2009）。

② **タッチ療法** [セラピューティック・タッチ]
エネルギー・ヒーリングが看護師の通常業務の一環として行なわれることを望んでいたドロレス・クリーガーとドラ・クンツの共同により、1970年代にタッチ療法が開発された（Pierce, 2009）。この療法はアメリカ各地において評判が良いが、残念ながら、患者ケアの標準的療法とはなっていない。

タッチ療法は、"手を当てることによる治療"と間違えられることが多いが、術者は療法を受ける患者に触れずに患者のオーラのエネルギーに焦点をあてるというエネルギー療法の一種である。タッチ療法では、術者のヒーリング・エネルギーが伝達され、エネルギーを導き、患者の回復にプラスの影響を及ぼすと仮定されている（NCCAM, 2004）。術者は患者の上に手をかざして動かし、閉塞したエネルギーを見つける。そして、治癒や痛みの緩和を促進する部にヒーリング・エネルギーが向けられる。

いくつかの研究において、慢性的な痛みを患う患者や線維筋痛症の患者にタッチ療法を用いた場合、タッチ療法を受けなかった患者と比較して、より大きな痛みの緩和をもたらしたという結果を示している（Pierce, 2009）。しかしながら、タッチ療法を用いた研究は、無作為化比較やプラセボ対照群比較が難しいため、その療法の本当の効果を測ることは困難である。

エネルギー療法は、標準的な研究による裏づけがほとんど存在しないため、賛否両論を呼んでいる。アメリカ国立補完代替医療センターの研究メンバーは、レイキやタッチ療法の研究に取り組んでおり、初期研究の報告が期待されている。

(4) 栄養的なアプローチ

　治療や治癒のための薬やセラピーの話は満ちあふれているが，なかでもハーブ療法は最も普及している代替療法のひとつとなっている（Khatta, 2007）［アメリカでの話であるが，日本においても健康食品やサプリメントを考えると同様といえる］。ハーブは，とても簡単に用いることができ，非侵襲的で，副作用がなく安全（常にそうではないが）であるが，残念なことに品質管理の体制がほとんどないか全くない。1990～1997年の間に，ハーブ薬の利用は380％に増加し，アメリカにおけるハーブ薬の年間支出は15億ドルを超えた（Khatta, 2007）。

　アメリカではその昔，町から町へと行商人が民間薬を売り歩いていた。当然，商品の品質管理は行なわれておらず，買い手は行商人が仕入れている商品を決して信じていなかった。現在，栄養補助食品は，1994年の栄養補助食品健康教育法（Dietary Supplement Health and Education Act：DSHEA）に基づ

> **臨床のヒント**
>
> 　栄養補助食品が薬物治療の妨げとなることがあるため，サプリメントやハーブ薬を摂取しているかどうかをすべての患者に尋ねなければならない。痛みの緩和に補助的に用いるサプリメントやハーブ薬は，臨床試験において効果が明らかにされ，国立補完代替医療センターによって推奨されているもののみにすべきである。

いて分類され＊，品質と安全性および効能の基準が決められている。しかし，購入の際には現在においても慎重にすべきであり，サプリメントやハーブを用いる前にかかりつけ医などに相談したほうがよい。特に，免疫抑制などの障害をもった患者や妊婦は注意しなければならない。

　　＊日本では，栄養補助食品は健康食品と位置づけられ，法律上，食品として扱われる。
　　　1991年に保健機能食品制度が定められ，国の定めた規格や基準を満たす食品については保健機能を表示することができるようになった。保健機能食品には，科学的根拠を提出し表示の許可を得た特定保健用食品（トクホ）と，特定の栄養素を含み基準を満たしていれば表示が可能となる栄養機能食品がある。

　よく使われているハーブ薬を次に示す。

- トウガラシ（カプサイシン）　トウガラシは湿布薬に含まれていることがあり，痛みのある部位上に貼られたりする。トウガラシの活性原末であるカプサイシンは（Khatta, 2007），市販のクリームとして売られている。クリームを塗ったときには，ひりひりした刺すような感覚が起こる。カプサイシンクリームは，1日に3〜4回を少なくとも2週間以上塗布されないと改善は得られない［この機序は60〜61ページを参照］。クリームを塗布する際，手についた薬が他の部位，特に目に付いてしまわないよう手袋を用いるようにしなければならない。

- デビルズクロー（ハルパゴフィツム）[*1]　変形性関節症の患者に用いた場合に，痛みの軽減と可動性の向上が得られたという結果がある（Khatta, 2007）。

- ヤナギの樹皮（サリックス・アルバ）[*2]　このハーブの臨床試験結果は一貫性がないが，短期間の改善が報告されている（Khatta, 2007）。

- コリダリス[*3]　コリダリスは，鎮痛作用の可能性をもつアルカロイドとして頻用されている（Dillard & Knapp, 2005）。古くから，月経痛に用いられている。

    [*1] 和名はライオンゴロシ。デビルズクローの根が消炎鎮痛効果をもつ。ドイツの臨床研究により注目を集めるようになった。ドイツ植物治療薬指針に掲載がある。
    [*2] 西洋ヤナギの樹皮に鎮痛作用があることは古くから知られており，ヒポクラテスも記している。のちに有効成分が分離され，サリシンと名づけられた。その後，サリシンを分解してサリチル酸が生まれ，アセチルサリチル酸（アスピリン）が合成されるに至る。
    [*3] キケマン属の植物。日本ではエゾエンゴサクなど多種ある。漢方薬では延胡索（えんこさく）がこのハーブと同種。

栄養補助的なサプリメントを次に示す。

- グルコサミンおよびコンドロイチン　グルコサミンとコンドロイチンにおける研究では，病気の進行を徐々に遅らせるという結果を示し，この複合

薬が変形性関節症の患者の痛みを軽減させる可能性があることを示した (Khatta, 2007)。

- **オメガ3脂肪酸[ω-3脂肪酸]***1　オメガ3脂肪酸は，炎症の過程に関わるプロスタグランジンの代謝に影響を及ぼす。関節リウマチ患者において，魚油は抗炎症作用を示すが，アマニ油はその作用を示さないという研究がある (Khatta, 2007)*2。

*1　α-リノレン酸（ALA），エイコサペンタエン酸（EPA），ドコサヘキサエン酸（DHA）などの不飽和脂肪酸。
*2　魚油にはEPAやDHAが多く含まれており，アマニ油などの種油にはALAが多く含まれている。同じオメガ3脂肪酸であるが，効果は異なり，摂取には注意が必要である。

2　まとめ

　患者にとって助けとなる非薬物的な療法は数多くある。音楽，朗読，ユーモア，気分転換などもこれに含まれるが，ほとんどの療法は安全であり，治療計画を前向きに後押ししてくれる。療法の選択肢は数多くあり，通常の治療を補完するような療法を見つけることは可能である。

ケース・スタディ

　ストーン夫人（76歳）は、あなたの近所の高齢者である。普段の夫人は庭仕事をしたり、高齢者センターの会合に出掛けたり、孫のところを訪れたりと、とても活動的であった。

　夫人の娘が、このところ母親の体調がよくないとあなたに告げた。夫人は心臓疾患があるので、心臓の具合が悪いのかどうかを娘に尋ねると、娘は、心臓疾患は非常に安定していると答え、問題はむしろ変形性関節症であり、そのことから肩や腰や膝に慢性的な痛みを引き起こしているということであった。多量のアセトアミノフェンとメントールクリームを用いているにもかかわらず、ストーン夫人は夜によく眠れず、家の中を歩き回ったり、リクライニングチェアで眠ったりするとのことである。夫人は自分の状態のことで落ち込んでおり、友達や家族に会えないことを寂しく思っている。娘は、「母の気分が早いうちに良くなり始めないのなら、家を売って私のところに引っ越さなければならないかもしれない。そのことは母を落胆させるだろうけど、母に誰かの助けが必要なのは事実だから」と言った。痛みを緩和させるために何を用いているのかを尋ねると、娘は、「抑うつ的な気分のためのハーブのサプリメントを数種類、睡眠のためのハーブサプリメント、それと市販のアセトアミノフェンとイブプロフェンをたくさん。母は強い薬を飲むのが嫌いなの。頭がぼんやりするからって」と言った。

練習問題

1　抑うつ状態と睡眠のために用いるものとして、ハーブのサプリメントはストーン夫人の最良の選択と言えるか？

2　ストーン夫人の痛みを軽減させ、日常生活の活動を改善するのに役立つような補完的な方法はあるか？

3　ストーン夫人が服用している市販薬は、心臓疾患や副作用の可能性を考えて、最良の選択と言えるか？

4 ストーン夫人の慢性的な痛みによる影響をすべて述べよ。

5 ストーン夫人が娘に従い，娘のところに引っ越した場合，夫人の具合は良くなると思うか？

第 5 章

急性痛のマネジメント

　急性痛は慢性痛症や神経障害痛とは大きく異なる。急性痛の役割は，身体が傷ついたことを警告して知らせることであり，その痛みは傷の治癒とともに次第に消え去ってゆくものである（APS, 2009 ; ASPMN, 2006）。

　急性痛は，手術，転倒などによる傷害，捻挫や肉離れから起こることが多い。手術を受けた患者は，術後の短い間にはある程度の痛みがあることを予期しているが，高齢患者における問題は，急性傷害からの回復に必要な体力が不足している点である。急性痛によって生活スタイルを変えざるをえなくなり，QOLが低下して，それまでに楽しんでいた生活が楽しめなくなり，高齢者を衰弱させる要因となることがある。

　急性痛をもつ高齢患者では，その一人ひとりができることや健康状態においてさまざまである。非常に高齢にもかかわらず，急性痛があっても健康的で障害も起こらない人がある。こういう人たちは，定期的に運動をしていて，食事のコントロールもできており，趣味を楽しんでいるようである。一方，急性痛を経験する高齢者のなかには，複数の併存疾患をもち，多数の薬物を服用している人もいる。このような患者では，定期的な運動もできず，身体機能に制限をもつことが多い。肥満になってしまう可能性もある。さらに，高齢患者では，入院中に認知症になったり，せん妄状態が発現したりすることもある。

　高齢患者の急性期ケアにあたる者は，患者にはさまざまなバリエーションが

あることを知っておくべきである。また，必要となる治療やケアにも違いがあることを知っておかねばならない。認知症を患っている患者や痛みを報告することができない患者のケアは難しいがやりがいのあるものである。長期間にわたって限定された場所に暮らしている患者では，薬物に抵抗性のある細菌感染を起こすリスクがあり，体調不良や皮膚状態の悪化のために活動性が低下することもある。高齢者において，栄養不良の状態は治癒や回復の過程に影響を及ぼし，病院や介護施設での滞在を延長させなければならなくなる。

1 高齢患者における急性痛

高齢者が転倒したり手術を受けた場合，若い人たちとは全く異なることが必要とされる。若ければ若いほど体力的な余力が大きく，短期間で回復する。体調不良があったり，視覚や聴覚に障害のある高齢患者では，より多くのサポートが必要とされ，日常の活動を再開させるための理学療法［いわゆるリハビリのこと］を行なって体調を取り戻す必要がある。

どんな急性痛の治療でも，救急診療や術前検査などの場では，綿密なアセスメントをすることから始まる。医療者は，痛みの強さや間隔，その原因を判断しなければならない。痛みはひどくなっているのか？　眠りを妨げるほどか？　新たな部位に拡がっているか？　痛みを抑えるために患者自身が何をしているのか？　そして，服用しているすべての薬物リスト（処方薬だけでなく，市販薬やハーブのサプリメント，ビタミン剤なども含めたリスト）を患者自身や家族に必ず持って来させて，その用量や服用期間を患者や家族，あるいは介護施設の人とともに確認すること。さらにその薬物を処方した人を探し出すこと。もはや服用していない薬物については，現在服用している薬物リストから必ず除外すること。また，可能ならば，"頓用"で服用している鎮痛薬をどのくらいの頻度で用いているのかを判断すること。オピオイド系の薬物療法では，この点が特に重要となり，オピオイド系の薬物が規則的に服用するように出されていない場合に

は，その患者はオピオイド初回患者と考えるべきである。

2001年にアメリカ医療施設評価合同委員会（Joint Commission on Accreditation of Healthcare Organizations：JCAHO，現在の名称は The Joint Commission）[医療施設の評価を行なう権威ある非営利団体]は，痛みのマネジメントの基準を策定した*。その基準を次に示す。

- 患者には，痛みを評価してもらい，さらに定期的に再評価をしてもらう権利がある。
- 患者には，痛みを適切に治療してもらう権利がある。
- 痛みを評価するにあたって，患者が使う言語の問題や会話ができないことなどからの障壁があってはならない。
- 痛みがリハビリテーションの妨げになってはならない。
- ケアプランを策定する際には患者を関わらせなければならない。
- 必要が生じた場合には，患者は痛みの専門家に診てもらわなければならない。

(JCAHO, 2000)

> *治療が不完全であったり，未治療のまま放置されていたりする痛みの多さから莫大な費用の損失が生じていることが議会で取り上げられ，2001年からの10年間を「痛みの10年」とする宣言が採択され，当時のアメリカ大統領クリントン氏が署名した。この活動の詳細は，熊澤孝朗，山口佳子「アメリカの『痛みの10年』宣言から学ぶ」*Pain Research, 19*：2004, 23-28 を参照のこと。アメリカではこの宣言後に大統領が交代し，戦争などのために予算が削減されて，活動は縮小に至ったが，この宣言はヨーロッパに影響を与え，毎年テーマを決めた活発な活動が行なわれている。

合同委員会による新しい推奨では，患者はそれぞれの状態や能力に合わせて評価をしてもらうべきであるとされている。このことは高齢者を評価する際に関係してくることであり，痛みの評価や治療がより困難である失語症や認知症などを患っている高齢患者ではなおさらである。合同委員会による推奨の最新版は，ウェブサイト（www.jointcommision.org）に掲載されている。

2　救急診療における高齢患者

　怪我や事故から救急診療科を訪れる高齢者は非常に多い。救急診療科の来院に関する報告では，痛みが主訴である患者の割合は 52.2％であった（Cordell et al., 2002）。救急外来を訪れることになった理由が痛みである可能性があるが，同時に高齢者では関節炎や腰痛，あるいは神経障害痛などを患っていることもある。加えて，診断上の検査や治療的な措置として，次に示すような痛みを伴う処置が行なわれることもある。

- 経鼻胃管挿管
- 膿瘍の切開やドレナージ
- 骨折の整復術
- 尿道カテーテル
   （Singer et al., 1999）

　Singer ら（1999）は救急診療記録に関する報告において，痛みを伴う処置をする際に局所麻酔が行なわれたケースはわずかに 12.8％であったことを明らかにした。また，救急診療科において鎮痛薬を用いたケースは比較的少なく（56％），薬物治療を待つ時間は非常に長く（2時間以上），鎮痛薬の用量は適量以下（32％）であった（Singer et al., 1999）。痛みをもった高齢者が救急診療を訪れた場合，適切で効果的な痛みの緩和が得られることは保証されていない状態である。コミュニケーションがとれない患者においては，鎮痛のための薬を処方されることはさらに少なくなるであろう。

　救急診療科での受診をより効率的で効果的なものとするために，高齢者が用意しておくべきものを次に示す。

- 現在服用しているすべての薬物リスト，用量と最後に飲んだ時刻を併記し

たもの。入居したことのある長期あるいは短期介護施設を薬物リストに加えて記載すること。
- 薬物アレルギーのリスト，その反応のタイプを併記したもの。
- これまでの患者の記録をもっているかかりつけの病院などの電話番号リスト。
- 家族，あるいは医療的判断に関する代理委任状を有する人の電話番号リスト。
- 医療的判断に関する代理委任状および治療に対する希望が書かれた事前指示書*のコピー。

   *意思決定に必要なコミュニケーションがとれなくなった人に対して医療的ケアが行なわれる場合に，事前に（決定能力を有するうちに）判断を決めてその指示を書き記した書類（医療的判断に関する代理委任状と治療に対する希望を記載したもの）。事前指示書がない場合には，通常，家族にその判断が委ねられる。家族がいない（見つからない）場合には，日常のケアを行なっている後見人に委ねられる。日本においても事前指示書の作成を推奨するようになってきている。161ページ参照。

　高齢者が救急診療を受診する原因としては転倒によるものが多い。転倒が原因で救急診療を受診した65歳以上の人は，2003年には1800万人にのぼり，42.1万人が入院をしている（Clayton, 2008）。転倒を起こす率が最も高くなるのは85歳以上である（Clayton, 2008）。転倒したことによって，身体機能や自立した生活，生きがいのあるQOLがまたたく間に損なわれてしまうことがある。転倒前には歩行可能であった高齢者が転倒した場合，その50％の人において転倒前の可動レベルまでには回復しないという点も重要である（Clayton, 2008）。また，介護施設への入所に至る原因の40％は転倒である（Clayton, 2008）。

　高齢者の転倒リスクを判断するには，次に示すリスク増大に対する指標を参考にすること。

- 65歳以上の人（75歳以上の場合はさらにリスクが高い）
- 女性（女性の転倒率は男性の2～3倍）

- 家に引きこもっている人
- 遺伝的に骨構造が弱い性質の人
- 一人暮らしの人
- 喫煙する人
- 過度に飲酒する人

(Clayton, 2008)

年を取れば，歩行時の安全を保つための聴力や視力，そしてその他の機能が衰えるのは当然である。さらに，パーキンソン病などのような慢性疾患や薬物はバランスに影響を及ぼすことがある。次に示す安全に対する基本的な心得は，高齢者に安全な環境を提供し，転倒を起こす可能性を減らすことに役立つ。

- 敷物や延長コードなどの固定されていないものを取り除くこと。
- 杖や歩行器などの移動補助具の使い方を患者にきちんと教えること。
- 衣服は患者の身体に合った単純なものを着用させること。ゆるく垂れ下がったガウンは禁物。
- 眼鏡や補聴器が必要ならば，その付け方を患者にきちんと教えること。

(Clayton, 2008)

3　外科診療における高齢患者

股関節骨折を起こした人では，その約90％において転倒が関与している（Clayton, 2008）。2000年には35万人（大部分が女性）が転倒関与の股関節骨折の治療を受けている（Clayton, 2008）。股関節骨折を起こす人の数は，2050年までに年間65万人にのぼるようになると推計されている。股関節骨折に至るような転倒を起こした場合の個人的な損失とそれにまつわる広範囲に及ぶ影響は，正確に測れるものではない。転倒した場合，股関節骨折だけでなく，閉鎖性頭部外傷や他部位の骨折，あるいは軟部組織損傷など，他の傷害も存在すること

がある。付随したこれらの傷害によって、リハビリテーションが遅れることがあり、また、手術などの医療的介入がより必要となることもある。

　回復までの長期間を寝たきりで過ごした場合、高齢者では、筋肉を使わないことによる体調不良を招くことがあり、復帰するためには理学療法による徹底した治療計画が必要となる。自立の能力を失う可能性もあり、また、回復をさらに遅らせるような副作用を呈する薬を服用しなければならないこともある。長期間の寝たきり状態によって肺機能が落ち、肺炎を起こす可能性もある。回復までの期間が長いほど、このような状態を起こす可能性は高く、抗生物質による治療や長期にわたるリハビリなど、さらなる介入の必要性も増す。

　股関節骨折に対する治療として、関節置換術やピンニング固定術がある。高齢者が関節置換術や開腹手術などの手術を受けた場合、術中術後にわたって合併症を起こすリスクは高齢になるほどに高く（Clayton, 2008）、患者のケアにあたる者はこのことをよく知っておかなければならない。手術をうまく乗り越えられるかどうか、そしてどのような結果に至るのか、それらに影響を及ぼすリスク要因および生活スタイルを次に示す。

- 喫煙
- アルコール依存
- 肥満
- 坐位中心の生活スタイルからくる体調不良
- 野菜や果物をあまり食べないなど、食事における摂取不足
　（Clayton, 2008）

　高齢者の手術が予定された場合には、死に至るリスクを導くようなすべての要因を術前評価において詳細に評価する必要がある。評価には次に示す点を含めること。

- 栄養状態，特に水分補給の状態［脱水の有無や循環血液量の状態］
- 最近の体重変化
- 関節炎，尿路感染，高血圧，聴力や視力の低下など，慢性的に患っている健康上の問題
- 使用中のすべての薬物
- 皮膚の健常さ

(Clayton, 2008)

高齢者に手術を行なった場合，患者の不安や恐怖を減らすことが成功感を高めることに大きな役割を果たす。何が起こっているのか，そして何が期待できるのかについて患者に教育する［患者にしっかりと説明をして，理解してもらい，納得が得られるようにする］ことが，手術に対する安心感をもたらすのに有効である。また，家族から患者に話して安心させることもよい。怪我や回復の過程で痛みは必ずつきまとう。高齢患者において，入院前の身体機能を取り戻すためには，包括的なケアプランを提供することが最も有効であろう。

4　術後痛のマネジメント

高齢の患者では，どうして術後急性時の痛みの管理がおろそかになるのであろうか？　この年齢層の人たちに対して痛みの管理がおろそかになる一般的な理由として，次にあげる点が考えられる。

- 痛みの評価を行なう医療者の怠慢
- 痛みのアセスメントやマネジメントに対する知識不足
- 痛むのは当然のことであり，年を取れば起こって当たり前のことであるという誤解
- 術後には痛みが起こるものであるという思い込み
- 認知に障害があったり，他の合併疾患がある患者に対して鎮痛薬を使用す

ることへの懸念
（Karani & Meier, 2004）

　手術後には，患者は痛みを評価されなければならないし，何度も評価してもらい，適切な治療を受けるべきである。アメリカ麻酔関連看護師学会（American Society of PeriAnesthesia Nurses：ASPAN）は，痛みと緩和のガイドラインを作成している。手術直後の痛みの緩和に対して最良の診療を行なうために，多くの麻酔後回復室はそのガイドラインを用いている（ASPAN, 2003）。このガイドラインは，痛みの緩和のための鎮痛薬や補完的な療法に焦点を当てている。補完的療法としては，温熱，冷却，音楽などによる療法を推奨している（ASPAN, 2003）。

　激しい痛みを引き起こす外科的処置を受ける患者や外傷の患者に対して，術後にオピオイド薬が用いられることが多い*。高齢患者では，痛みがそれほど激しくない場合には，痛みのコントロールにオピオイド薬を用いることはあまり適していない。もちろん高齢者にもオピオイド薬を使用することは可能であるが，投与量を調整し，副作用を注意深く観察する必要がある。

　　＊日本においては，骨折などの傷害時や術後の痛みのコントロールにオピオイド薬を使用することは一般的ではないが，欧米諸国においては一般的に用いられている。

　高齢患者に対するオピオイド薬の投与量は，患者の全身状態によって25～50％程度の減量が必要である。オピオイド療法は，幻覚やせん妄，便秘などの副作用を起こすことで知られているが，これらの副作用は，オピオイド薬を変更することで解消する可能性があるため，他のオピオイド薬に変えて継続してみることも可能である。

　短時間作用の鎮痛薬や，オキシコドン＋アセトアミノフェンあるいはハイドロコドン＋アセトアミノフェンなどの合剤［日本にはこれら合剤は存在しない。第

3章参照］は，断続的に用いるようにするか，必要とあれば24時間で考えられた投薬スケジュールをもって用いる。これらの薬剤にはアセトアミノフェンが含まれているため，肝毒性をもつ可能性を心得ておくこと。高齢のオピオイド初回患者に対しては，鎮静や吐き気，また，目まいや意識混濁の状態を注意深く観察しなければならない。オピオイド薬はどんなものでも便秘を引き起こすため，痛みのコントロールのためにオピオイド薬を用いている患者には必ず下剤療法を行なわなければならない。患者が吐き気をもよおした場合，鎮静作用をもつ制吐薬を使うとオピオイド薬による鎮静作用が増強することを知っておくこと。オピオイド薬が過度の鎮静状態を引き起こす原因となることもあるが，薬剤の組み合わせの結果で起こることもある。オピオイド薬，制吐薬，睡眠薬，あるいは痒み止めの抗ヒスタミン薬などの組み合わせには注意すること。

　鎮痛のための薬物療法として，筋注による投与は，薬物の吸収速度がコントロールできず［筋注は吸収速度を一定に保てないため］，また組織を硬化させてしまう可能性があることから今では推奨されていない（APS, 2009）。特に，筋肉量や脂肪組織が少なく，皮膚が薄くなっている高齢者では，経口投与が不可能な場合，静注による薬物投与が好ましい。

　術後期の痛みのコントロールには，患者自己調節鎮痛（patient-controlled analgesia：PCA）の機器を用いることが適切な選択といえる。患者がその使い方を理解できることが必要であり，このような自分で作動させて痛みを調節するものは，認知に障害のある高齢患者では対象外となる。

　PCAは薬液を供給する小さなポンプからなっていて，あらかじめ設定された処方に従って経静脈的にオピオイド鎮痛薬が投与される仕組みになっている。痛みがあるときに患者自身がボタンを押せば薬液が投与され，患者が痛みに苛まれないようにする装置である。痛みがひどくなったときに，看護師を呼んで薬を持って来てもらったり投与してもらったりするのを待つことなく鎮痛薬を投与できるため，手術や傷害後の痛みの緩和にこの装置の使用を好む患者

は少なくない。

　PCA を用いるにあたって，その成功の鍵は，使用する患者をきちんと選ぶことである。アメリカの医療施設評価合同委員会（JCAHO）および薬物安全利用協会（Institute for Safe Medication Practices : ISMP）[投薬の事故防止および安全な医薬品の使用を目的とし，1975 年に設立された非営利団体] は，PCA 使用の対象とならない患者のタイプを次のように示している。

- 幼児および低年齢小児
- 混乱状態にある高齢者
- 過鎮静を起こす可能性がある肥満の患者，睡眠時無呼吸がある患者，あるいは喘息や呼吸器関連の併存疾患がある患者
- 筋弛緩薬や制吐薬，睡眠薬などのオピオイド薬の鎮静作用を強める可能性がある薬物を服用している患者

（Cohen, 2006 ; Cohen & Smetzer, 2005 ; D'Arcy, 2007）

　高齢患者に対して PCA 装着が適応するかどうかを判断する際に考慮すべき点が 2 つある。まず，オピオイド初回患者に対しては基本流量でも安全とは考えられていないこと——その根拠として，追加の薬剤がさらなる痛みの緩和をもたらさずに過鎮静を起こす可能性を高めてしまうことがあげられている（APS, 2009）。第二の考慮すべき安全性の問題は，代理人を介した PCA の使用である——すなわち，患者以外の誰かが PCA のボタンを押すことである。痛みがいったん抑えられると患者は眠り込み，ボタンを押さないことがあるかもしれないが，もし他の人がボタンを押せば，患者の過剰摂取に気づけない可能性がある。このような理由から，PCA を動かすことができない患者は，この薬液投与機器装着の対象から外れる。合同委員会および薬物安全利用協会の推奨では，代理人による PCA 作動は認めていないが，代理人が作動させた PCA を介して死亡した例が 1 例報告されている。もし万が一そのように使われることがあったなら，ボタン作動についての指示，基準，規制を厳密にしな

ければならない。

　動揺胸郭＊，複数の肋骨骨折，開胸手術などの状態における多くの場合で，フェンタニルなどのオピオイド薬や局所麻酔薬の硬膜外カテーテルが非常に効果的な痛みの軽減をもたらす。硬膜外麻酔では，傷害や手術の部位に相応する脊髄レベルの硬膜外腔にカテーテルを留置する（図5-1参照）。

　　＊胸骨や肋骨を骨折したときに起こる胸郭の安定性が失われた状態を指し，吸気時および呼気時に正常とは逆の動きを呈し，換気障害を起こす。

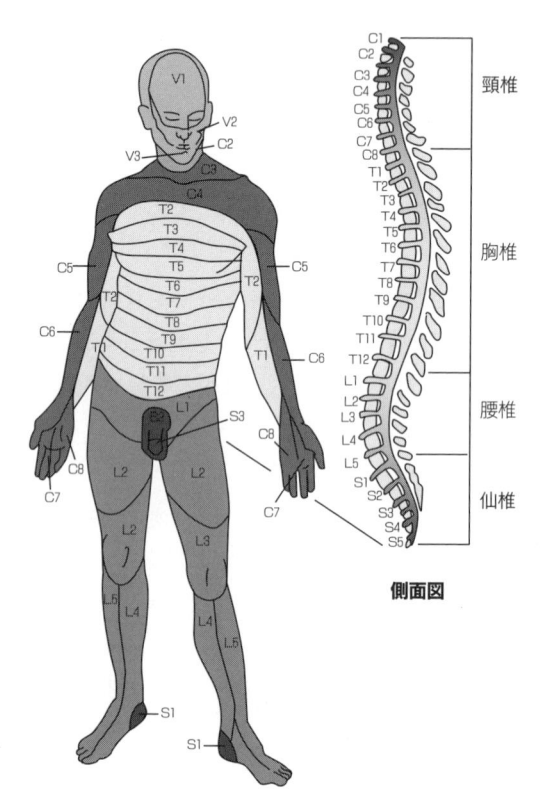

図5-1　硬膜外鎮痛は，治療部位に応じて頸椎，胸椎，腰椎，あるいは仙椎に施される

この小型薬液注入ポンプの設定では，処方者の指示に従って，用量，投与間隔，1時間あたりの総量がプログラムされる。アメリカ麻酔科学会（American Society of Anesthesiologists：ASA）によって推奨されている方法（Ashburn et al., 2004）を用いれば，少量のオピオイド薬で効率よく痛みを軽減できる。100歳以上の患者でも，硬膜外カテーテルに耐えられるならば，効果的な痛みの緩和が得られる可能性がある。高齢患者に対する硬膜外カテーテルの身体的な制約として，脊椎奇形，抗凝固療法，あるいは，カテーテルを挿入する部位への既往手術があげられる。

　高齢患者にオピオイド薬を使用できない場合，その他の選択として，何が痛みの軽減に有効であろうか？　アメリカ麻酔科学会は，鎮痛補助として，術中ブロックを勧めている（Ashburn et al., 2004）。手術中に施される術中ブロック［術中の末梢神経ブロックのこと］は，術後6〜8時間にわたって痛みを緩和することができる。ブピバカイン［最近では，副作用がより少ないレボブピバカインによる長時間作用型の局所麻酔薬もある］などの局所麻酔薬を用いたブロックは，大腿神経ブロックなどのように神経に沿って施されたり，肋骨周辺の肋間神経ブロックなどのように特定部位に施されたりする（Ashburn et al., 2004 ; Liu & Salinas, 2003）。局所麻酔用［PCA］ポンプ（図5-2参照）は，設定された量で局所麻酔薬を投与する外付けのリザーバーを取り付ければ，数日にわたる継続的な鎮痛を施すことができる。

　関節全置換術を受けた患者では，継続的な局所麻酔薬による神経ブロックとPCAを組み合わせた場合において，満足度が高く，入院期間が減少し，可動性が増し，さらに，オピオイド薬関連の副作用も少なくなったことが報告されている（Idelli et al., 2005）。

　術中ブロックは，オピオイド薬に取って替わると考えられるため，高齢患者に特に有用である。高齢患者では，術中ブロックと低用量のオピオイド薬の組み合わせが，術後の回復を早め，リハビリを行なう能力を改善させることに役

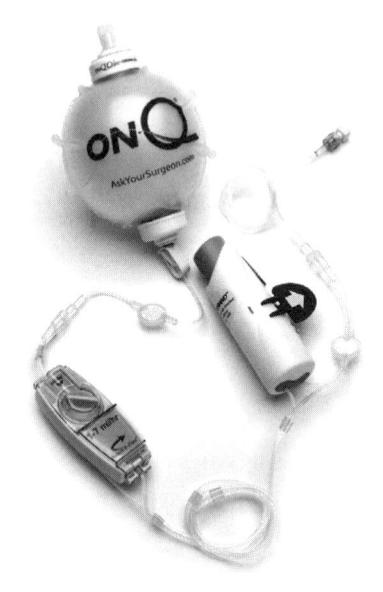

図5-2　局所麻酔用［PCA］ポンプ

立ち，最終的に機能性の改善につながる*。

　*痛みは，身体が傷ついたことを知らせる警告信号の役割をもつが，傷害部位が明らかとなった段階で警告信号の役割は終わっている。速やかな鎮痛が回復を早めるというエビデンスが多数報告され，現在では常識化している。痛みの信号が出続けることによって複雑な慢性痛を作り上げてしまうこともあり，速やかな対処が必須である。手術においては，痛みが起こることが前もって確実に予想できるため，その起こるであろう痛みに対して術前に鎮痛を施しておく「先取り鎮痛（pre-emptive analgesia）」が有効であるといわれている（熊澤孝朗『いのちの科学を語る2　痛みを知る』東方出版，2007）。

5　せん妄／認知症

　入院後，手術に向けて多種の薬物を服用し，さらに術後鎮痛としてオピオイド薬を用いたとき，高齢患者はせん妄を起こすことがある。せん妄は突然発症

する錯乱状態であり，入院患者のうちの約10～60％の人が起こす。このような状態を起こす確率は，若い患者より高齢患者において非常に高い（Vaurio et al., 2006）。

せん妄を起こすリスク要因を次にあげる。

> **せん妄／認知症**
>
> **せん妄** せん妄は，注意と認知の急性障害であると定義されている(Gray-Vickrey, 2005 ; Inouye et al., 1990)。
>
> **認知症** 認知症は，遅発性で，生涯にわたって続く，慢性の進行性の認知障害である(ASPMN, 2006)。

- 65歳以上の高齢者
- 環境要因（例えば，ICU入院，手術）
- 不充分な鎮痛処置
- 病状（例えば，感染症，腎あるいは肝クリアランスの低下）
- 薬物──多剤投与，あるいは何らかの薬物の急な中止
- 脱水症や栄養不良など，栄養／体液状態の障害
  (Gray-Vickrey, 2005)

74歳以上の術後患者333人を対象とした研究では，その46％の患者がせん妄を発症した（Vaurio et al., 2006）。せん妄を判定するために，痛み度のスコア，関連要因，および鎮痛薬について調査したところ，64.6％の患者が経口のオピオイド薬（ほとんどの患者はμオピオイド受容体作動薬を処方されていた）を用いていた。また，32.2％の患者は抗ヒスタミン薬を用いていた。

その他の薬剤関連で，せん妄を起こす可能性がある要因を次に示す。

- 術前の安静時痛
- 術前の動作時痛
- 術後1日目の安静時痛
- 術後1日目のオピオイド薬服用

- 術後のベンゾジアゼピン薬剤の服用
- 種々の中枢神経薬の服用

(Vaurio et al., 2006)

術後にせん妄を発症する要因について調べた研究では，術前に激しい痛みを感じていた患者が経静脈的 PCA を用いた場合に最も多く，また，硬膜外鎮痛を受けた患者も術後にせん妄を発症するリスクはほぼ同等であった。一方，オピオイド薬を経口投与された患者においては，そのリスクは低い傾向にあった。

> **さらに詳しく**
>
> 第2章では，認知的な障害をもつ患者における痛みの行動学的尺度を用いた評価について述べている。第3章では，高齢者に用いることができる薬剤について述べている。また，第6章では，認知症をもつ患者に対する痛みの取り扱いについて述べている。

せん妄とは対照的に，認知症はゆっくりと長い期間をかけて発症する認知の障害である。認知症患者は，自分が感じている痛みを表現することができない可能性がある。Horgas ら (2003) は，認知症患者は認知障害のない高齢者と比べて痛み耐性が有意に増強していると報告している。Huffman & Kunik (2000) は，認知症患者が痛みを異なって感じている可能性を提示している。認知的な障害をもつ高齢者における，これら所見を次に示す。

- 痛みの閾値が高くなり，注意喚起が衰えている可能性がある。
- 末梢の痛み感覚や痛みの伝達は，認知障害のない患者と異ならない。
- 痛みを受けとめる中枢神経系が障害されている可能性がある。

このように，痛みが存在しているにもかかわらず，認知症を患う高齢者はそれを報告することができないことがある (Horgas et al., 2003)。報告されない痛みは治療されない可能性がある。認知症患者では，認知障害のない高齢患者に

比べて，同等の痛みがある状態における薬剤投与は有意に少なかったということが研究によって示されている（Horgas et al., 2003）。

行動学的な指標を用いた評価や鎮痛薬の試行投与は，痛みの有無を見極めるのに役に立ち，せん妄状態や認知症の患者が入院した際にも，適切な痛みの緩和をもたらすために有用である。認知的な障害をもつ患者に対して効果的な痛みの治療をするには，質の高い評価が重要であり，続いて薬剤の試行投与や適切な介入，そして再評価を行なうことが大切である（Horgas et al., 2003）。

6　まとめ

65歳以上のほとんどの患者は，外傷や手術などから急性痛を経験したことがある。医療者の多くは，このような患者の急性痛治療にオピオイド薬を用いたがらないが，痛みが激しく続く可能性があるため，急性痛が起こりだした患者の治療をする場合には，患者が安心できる程度を見出すことが重要である。また，高齢患者が認知的な障害やせん妄状態にあるかもしれないということを頭においておくことも大切であり，そうした患者も適切な鎮痛を必要としている。急性痛をもつ高齢患者に対して適切な鎮痛を行なえば，結果として回復を早め，術後の入院期間が短くなり，機能性も高めることとなる。

ケース・スタディ

　フリーダ・ジョーンズは，介護付き施設に住む 85 歳の女性である。彼女は記憶障害が少しあり，変形性関節症と骨粗鬆症，軽度の高血圧症を患っているが，自立できており，施設内の仲間との交流を楽しんでいる。トランプゲームなどの活動に毎日参加し，その施設が催す遠足にも楽しんで行っている。フリーダの子供は 3 人で，地元に住んでおり，しばしば彼女を訪ねてくる。

　ある夜，フリーダはトイレに行くために起き上がり，転倒した。すぐに立ち上がることができなかったが，トイレの救急ボタンを押すことはできた。その呼び出しで駆けつけた施設のスタッフは，フリーダの右足が外側にねじれて激しい痛みが起こっているのを見つけた。彼女は救急車で病院に運ばれ，股関節骨折と告知された。

　その夜，フリーダは整形外科の病棟に入り，痛みを抑えるためにモルヒネの静注を受けた。彼女の痛みは，10 点スケールの 7 点であった。翌朝になって看護師が術前評価をするために病室へ行くと，彼女は壁を流れ落ちる水を見たと報告し，朝とても早くに目覚めてしまったと不平を言った。そして彼女は，植物園への遠足に出発する時間を知りたがった。痛みについて尋ねると，彼女は数値を言うことができなかった。彼女は看護師に痛いと訴えたが，彼女自身は股関節のどこが痛いのかわからなかった。

練習問題

1　フリーダは，せん妄か？　認知症か？

2　どのようなタイプの痛みのコントロールがフリーダに対して（例えば副作用がより小さいとか）より適切であろうか？

3　フリーダの術後回復期に，PCA［患者自己調節鎮痛］は良い選択と言えるであろうか？

4 フリーダを転倒リスクのある患者と見なすべきか？ もしそうならば，どのような基準が適用されるか？ 制限をする必要があるか？

5 フリーダは自分の痛みや局在を述べることができて当然なのだろうか？ 彼女がそれを言えないのならば，あなたはその痛みをどうやってわかることができるか？ アセスメントにおいて，治療／介入を必要とするレベルの痛みを示した場合，薬で治療をするべきか？

第 6 章

慢性痛のマネジメント

　慢性的な痛みというものは，高齢者にとって最も侵襲的で有害な症状のひとつであり，自立して生活する能力や QOL を奪ってしまうものである。アメリカ老年医学会（AGS, 2002）は，在宅で暮らす高齢者の 25～50％の人が慢性痛を患っていることを報告している。また，長期ケアを受けている高齢者の 45～80％の人が慢性的な痛みを患い，日常的に痛みがあると推定されている。

　慢性痛を患う高齢者は非常に多く，医療サービスの制度は，このような患者の治療とサポートができるよう策定されるべきであるが，高齢者における慢性痛の実態は，医療者に気にとめられず，過小評価され，きちんと治療されないままであることが多い（D'Arcy, 2008b）。慢性痛は高齢者に限られたものではないが，若い患者と比べれば，複数の併存疾患をもち，回復力や体力も衰えていることから，身体を衰弱させるような慢性疾患や傷害に，高齢患者はより苦しんでいるといえる。

　予測では，2030 年までに人口の 20％が 65 歳以上になる（Smeltzer et al., 2007）[日本の予測値は 2 ページの訳者註参照]。慢性的な痛みを抱える高齢者の増加に対して，医療サービス制度による対応が必要となるであろう。
　高齢者は，年を取るにつれて進行し続けるさまざまな慢性痛を抱えている。よくみられる慢性痛の状態を次に示す。

- 骨粗鬆症からの脊椎圧迫骨折

- 可動性低下に起因する皮膚損傷
- 運動障害，あるいはアテローム性動脈硬化などのさまざまな慢性疾患による血行不良
- 変形性関節症
- 帯状疱疹後神経痛
- 脳卒中後痛
- 糖尿病性神経障害
- 骨折
- 転倒による傷害
- 三叉神経痛
- 頭痛

（ASPMN, 2002 より引用）

慢性痛のケアが必要な患者の数は年を取るにつれて増加して，ケアの需要は利用可能なサービスの供給をはるかに凌いでしまう可能性がある。また，高齢患者は，単一の病状ではない，いくつもの慢性的な痛みを患い，それが痛みの増悪を導き，QOL を低下させる。

1　治療が不充分な慢性痛

高齢者における慢性痛は，その治療がきちんとされていない場合が多い。医療者は，高齢患者にはオピオイド薬などの薬剤が，効果を得るよりもリスクのほうが大きいと考えているため，彼らはそれらを用いることに不安をもっている。一般的に，患者と医療者のどちらにも依存症への懸念がある。高齢患者における薬剤使用の調査では，高齢患者5人に1人が1週間のうちのごく時折鎮痛薬を服用していることが報告された (Reyes-Gibby et al., 2007)。このように痛みの緩和が求められないのは，医療者が薬剤処方に消極的なこと，経済的な制約があること，あるいは，高齢患者が鎮痛薬を服用したがらないことに起因し

ている。痛みがきちんと治療されないままでいることによって引き起こされる可能性があることを次にあげる。

- 抑うつ状態
- 不安
- 社会との関わりの減少
- 睡眠障害
- 歩行障害
- 医療機関の利用と医療費の増加

（Bruckenthal & D'Arcy, 2007）

> **さらに詳しく**
>
> 統計的に高齢者では，抑うつ状態，心理的な苦痛，そして身体的な痛みが組み合わさると，自殺の増加につながる（Valente, 2008）。慢性痛をもつ高齢者では，自殺につながるような絶望感や無力感，社会的孤立，抑うつ状態の悪化などについてスクリーニングをすべきである（Valente, 2008）。

　これまで高齢者の慢性痛は対処されないことが多かったが，きちんと治療されないことから起こる結果のひとつとして自殺がある（Valente, 2008）。患者自身が，この痛みは消えることがないだろうと感じていて，薬剤によっても痛みが軽くならない場合，抑うつ状態になることがある。また，経済的な制約が，必要な鎮痛薬を入手できなくさせていることもある。身体的な原因からの痛みが，精神的な苦痛によって悪化して，慢性痛を作り上げてしまうこともある。身体機能，生活の自立性，身の回りのことをする能力などの低下は，喪失感や悲嘆をもたらす。

　現在の多様な社会では，社会的少数民族の高齢者において，痛みの治療が不充分になる可能性が増大している。社会的少数民族の患者における痛みの研究によって，地域に暮らす少数民族の28％の人が日常的に痛みをもっていることが報告されている（Reyes-Gibby et al., 2007；D'Arcy, 2008a）。民族的に多様な人々において，激しい痛みをもたらす可能性の予測因子を次にあげる。

- 低所得者向け医療費補助の受給者

- 併存疾患を2つ以上もっている
- 教育レベルが低い
- 精神的な苦痛がある

(D'Arcy, 2008a; Reyes-Gibby et al., 2007)

　痛みの発生源の有無にかかわらず，あるいは，経済力やコミュニケーション能力の優劣にかかわらず，健康評価では痛みについても考慮に入れなければならないし，高齢患者には，痛みが続いていることを報告できるように促していく必要がある。高齢患者に痛みがある場合，医師は適切な鎮痛薬や治療法を処方すべきである。すべての医療者は，高齢患者の慢性痛をコントロールするために真摯な努力をしていく義務がある。

　第1章で述べたように，高齢者には痛みの治療が不充分になることを助長させる誤った通念がある。そのひとつに，痛みは老化で当たり前に起こること，つまり，高齢者は日々の痛みに慣れなければいけないというものがあるが，薬剤の適切な基礎知識と慎重な使用によって，高齢者の痛みを効果的に治療することは可能である。鎮痛薬を効果的に使用するためには，鎮静状態を増強させることなく，吐き気や目まい，便秘などの副作用を引き起こさない用量で用いることが重要である。便秘のような副作用に対しては，下剤療法が有用である。

　高齢の患者では，薬剤を購入したり，リハビリや医療的介助を受けたりするための経済力がないことが多い。そのような患者においては，政府の補助によってサービスを受けられるような介護施設に入所させるべきであろう。新型の薬剤費給付プランでは，高齢患者の自己負担費用が支給されるため，薬剤が必要な患者に有用である*。ナース・プラクティショナー［180ページのコラム参照］400人を対象とした最近の調査では，患者にオピオイド薬を処方するにあたっての最大の障壁は薬剤の費用であったことが報告されている（D'Arcy, 2009）。

＊アメリカでは，日本のような健康保険制度はなく，個人が企業の運営する医療保険に加入しているため，低所得者にはその加入が不可能な場合がある。医療費は非常に高く，病気になった際には保険企業の審査に通った費用しか支払われない。日本の健康保険制度を手本にして国民皆保険にするべく，2010年に医療保険改革法が成立したが，低所得者層の医療費負担や保険料の強制などが問題となっている。

　長期ケアを受けている患者は，痛みを緩和してもらう法的権利があり，高齢者虐待に関する法律[*1]は，高齢者を痛みから守るために行使されていることを念頭に置くこと。痛みの治療が不充分であった介護施設患者の賠償責任における最も注目すべき例は，ジェームズの相続人とヒルヘヴン社との訴訟である。がん患者が病理学的大腿骨骨折を起こし，モルヒネのエリキシル剤[*2]の薬物治療を受けつつ，患部の固定を続けていた。介護施設に入所すると，アセスメントの際に，その患者はモルヒネを取り過ぎていて，依存症になってしまっていると看護師は判断し，それまでに服用していたモルヒネ用量よりもずっと低用量の異なった薬剤に替えたところ，その患者は痛みの治療が不充分となり，数週間後に死亡してしまった。患者の相続人は施設を訴えて，補償的および懲罰的損害賠償金として1500万ドルを受け取ることとなった。

　　＊1　アメリカでは1973年から各州で法制化されてきた。日本においては2006年にようやく高齢者虐待防止法が制定された。
　　＊2　エリキシル剤とは，甘味および芳香のあるエタノールを含む澄明な液状の内用剤のこと（日本薬局方の定義）。つまり，エタノールで薬物を溶かして甘みなどを付けて飲みやすく作られた内服用の液薬のこと。日本にはモルヒネのエリキシル剤はない。

　このケースでは，第一審判決に加えて，第二審はノースカロライナ人材開発省によって提訴された。裁判の結果，施設は患者を生命に関わる危険にさらしたことで罰金を科せられ，看護師は法的な責任を負うこととなった（Pasero & McCaffrey, 2001）。他の地方においても，痛みの治療が不充分であることは高齢者虐待にあたるとして，さまざまなケースが提訴されている（LaGranga & Monmanney, 2001 ; Yi, 2001）。

2　慢性的な持続性の痛み

　慢性痛は，正常ならば痛みが治まる期間を過ぎても痛みが続くものであることから，持続痛とも呼ばれている。慢性痛の特徴を次にあげる。

- 正常の治癒期間を過ぎても痛みが続く
- 痛みの原因を簡単には特定できないことがある
- 特定された病変よりも程度を越した痛みが認められる
- 抑うつ状態がみられることが多い
　（APS, 2006 ; D'Arcy, 2007）

　慢性痛は急性痛とはかなり異なる。急性痛は，身体に傷害を負ったことを警告するものであり，患者はその原因を特定するためにすぐに病院に駆けつける（APS, 2006）。一方，慢性痛には痛みの本来の目的というものはなく，その原因は以前の傷害であったり，あるいは，組織損傷が見つからなかったりする。急性痛の患者は，短い期間で痛みが減弱していくだろうと予期しているが，慢性痛の患者では，痛みが改善したり消滅したりするであろう終着時期を特定できない。

　慢性痛では，痛みを引き起こしている状態によって，いくつかの異なるタイプの臨床像がある。

- 1日を通じて多様に変化する痛み。例えば有痛性糖尿病性神経障害では，日中よりも夜間に痛みがより強いことがある
- 活動や動作によって増強する痛み。腰背部痛など
- 断続的に繰り返す反復性発作性の痛み。片頭痛や鎌状赤血球症など
- 1日を通じて持続する痛み。がん，神経障害，あるいは，中枢神経を介した痛み症候群である複合性局所痛み症候群（complex regional pain syndrome :

CRPS) など。

慢性痛の患者では，手術や怪我からの急性痛が慢性痛の病状をさらに悪くすることがある。また，急性傷害の痛み治療が非常に困難となる場合もある。身体的にも経済的にも余裕がない高齢者では，痛みの増強は回復への道のりをさらに困難なものにする。

3　高齢者における治療困難な痛み

高齢者によくみられる痛みのうち，いくつかのものは治療が非常に難しい。これは，多剤併用や異なる治療法（鍼治療や理学療法など）が必要であったり，痛みの発生源（神経障害痛など）の問題などのためである。治療がより困難で，高齢者に影響を及ぼす慢性痛症候群について以下に述べる。

(1) 変形性関節症 (osteoarthritis：OA)

関節炎は犠牲の大きい疾患であり，人間的な苦痛のみならず，経済的な意味でも苦しみをもたらす。変形性関節症（OA）は，高齢者が訴える痛みとして非常によくみられるもののひとつであり，加齢変化の結果に起こる状態，つまり，体重がかかる関節の軟骨がすり減って，力学的な変化を来たし，局所の組織が反応し，機能不全を起こすというものである（APS, 2002）。軟骨の破壊が進むため，影響を受けた骨は最終的に肥厚する（APS, 2006）。75歳以上の人の80％以上が臨床所見のあるOAであり，50歳以上の80％がレントゲン写真上でOAの徴候がみられる（APS, 2002）。

OAがよく認められる関節を次に示す。

- 膝関節
- 股関節

- 足関節
- 足首
- 頸部以下の脊椎
- 遠位指節間関節
- 近位指節間関節

（APS, 2002）

　OAの患者における最も一般的な訴えは，朝のこわばりと痛みであり，動くことによって解消していくというものである。座っている最中のゲル化現象を訴える患者も時折見かける——すなわち，20分程度で解消する程度のこわばりのことである（APS, 2002）。動くことはこわばり感を解消するが，動くことによって起こる痛みが運動の妨げとなる。

　OAの痛みは，骨肥厚や軟骨減少による骨破壊が進み，病気が進行するにつれて激しくなる。最も重要な点は，痛みが機能的制限をもたらすため，活動量が減少し，身体機能の低下をもたらす可能性があることである。このような自己促進的な悪循環に陥り，痛みが強いほどに機能はより低下し，より大きな能力低下を引き起こす。

　OAの患者では，抑うつ状態がよくみられる。併存疾患を多くもつため，抑うつ状態の鑑別と治療が重要である。患者は，社会的に孤立するようになり，好きな活動や楽しみなことが行なえなくなる。現行の療法や治療ではOAの痛みや能力低下を軽減させることができないことから，より良い治療結果を出すためには，患者の状態のあらゆる側面を考慮し，その治療法を考えていくことが重要である。抑うつ状態がみられる高齢患者1800人を対象とした研究からのアドバイスを次にあげる。

- OAの症状を示す患者すべてに対して，痛みの評価と抑うつ状態の鑑別を行なうこと。

- 抑うつ状態に対する根拠に基づく治療法を行ないつつ，患者教育および自己管理のサポートも併せて行なっていくと効果的である。
- 痛みと抑うつ状態の治療を並行させていくことが，治療結果の改善をもたらし，痛みが軽減する。

(Lin et al., 2003)

OAの痛み治療の鍵となるのは，抑うつ状態など併存する疾患を軽減させつつ，QOLと機能性を保持することである。OAの痛み治療に対して推奨されていることを次に示す。

- アセトアミノフェン
- NSAIDs：局所的な使用が望ましく，用いる場合には効果的とされる経口用量の最小用量で使用。COX-2のほうが適している患者にはその製剤を処方
- 体重の減量
- 徒手的な理学療法
- ステロイド，あるいは，ヒアルロン酸ナトリウムやその誘導体の関節内注射
- カプサイシンなどの外用鎮痛薬
- 経皮神経電気刺激法（TENS），イオントフォレーシス，プール療法などのような理学療法
- 関節炎自己管理プログラム［アメリカの関節症協会による患者教育のプログラム。77〜78ページも参照］
- 関節置換術
- オピオイド薬：痛みが激しく，QOLを低下させ，かつNSAIDが無効な場合

(AGS, 2002 ; APS, 2002, 2006 ; NICE, 2009)

慢性化したOAには，理学療法を併用した薬物治療，抑うつ状態のコント

ロール,患者教育など,さまざまな療法の組み合わせを考えていかなくてはならない。標準的な理学療法を続けることができない場合には,水中で運動を行なうプール療法が障害関節への負担を軽くして,患者にリハビリに対する成功感を味わわせることができる。患者にとって最良の結果を導くためには,ケアに関わる専門職のそれぞれが協力し合う関係が必須であり,家で座っているだけの生活に取ってかわる日常を作っていくことが重要である。

(2) 慢性腰痛

高齢者に重篤な痛みをもたらすその他の疾患として腰痛がある。痛みは,軸性(腰部に集中),関連性(臀部あるいは大腿後部),神経根性(神経根圧迫の結果として脚に拡がる)のタイプに分類される。この痛みはいくつかの発生源からもたらされるが,一般的な原因を次にあげる。

- 変性椎間板疾患
- 変形性脊椎症
- 椎間関節症候群
- 椎間板ヘルニア
- 脊柱管狭窄症
- 脊椎圧迫骨折

(Cayea, 2006 ; D'Arcy, 2009)

約600万人の高齢者が再発性腰痛を患い,1年間に1回以上発症した人は,在宅高齢者の36％にのぼる(Cayea, 2006)。腰痛は非常に一般的な問題であるが,ある調査によれば,かかりつけ医の多くは慢性腰痛の治療をするための準備ができていない,あるいは必要な治療法の知識がないことを実感していることが明らかになった(Cayea, 2006)。

OAと同様に,腰痛は非常に身体を衰弱させるため,体調不良,社会的孤立,抑うつ状態を導いてしまうことがある。腰痛の治療にあたっては,抑うつ状態

を鑑別することがより良い臨床転帰をもたらし，QOL を高めることにつながる。

アメリカ疼痛学会およびアメリカ内科学会によって現在推奨されていることは，腰痛を 3 つのカテゴリーに分類することである。

- 非特異性の腰痛
- 神経根障害あるいは脊髄の狭窄に関連する可能性のある背部痛
- 脊髄のその他の要因に関連する可能性のある背部痛
  (Chou et al., 2007)

腰痛はさらに主な 2 つのカテゴリー，急性および慢性，に分けられる。

- 急性腰痛は 6～12 週間以内で軽快する。
- 慢性腰痛は 12 週間以上続く。

腰痛のなかには神経根的な要素をもつものがあり，脚の後部に拡がる痛みを示すことから，神経の圧迫があることが示唆される。また，限局性の激しい痛みを訴える患者もあり，例えば圧迫骨折によって引き起こされる痛みなどがそれである。どのタイプの腰痛も身体的な障害を伴う一連の症状を呈する。症状の現れ方がさまざまであるため，治療法も多様となる。

慢性腰痛の治療として，アメリカ疼痛学会腰痛ガイドライン (Chou et al., 2007) は，他の療法と一体化した段階的薬物治療のスケジュールを推奨している。慢性腰痛の治療として推奨されている薬物を次にあげる。

- アセトアミノフェン　1 日の最大用量は 4000 mg を超えてはならない。頻繁にアルコールを摂取する患者や肝機能に障害のある患者では，薬剤の選択を見直す必要がある。

- **NSAIDs** この種の薬剤の服用は最小用量に止め，できるだけ短い期間にしなければならない。適用できる患者では，痛みの再燃に対して有用である。
- **オピオイド薬およびトラマドール** ガイドラインでは，アセトアミノフェンやNSAIDsが無効で，痛みが激しく，機能障害を引き起こしている患者において，これらの薬剤を用いることを推奨している。高齢患者では，オピオイド薬は低用量で始めること。副作用である鎮静状態に耐性ができれば，低用量のオピオイド薬でも充分に痛みの緩和が得られ，活動をあるレベルまで戻すことができる。便秘に対しては緩下剤を用いること。トラマドールは高齢患者にセロトニン症候群*を発現させることがあり，アメリカ老年医学会の2002年のガイドラインでは全面的には推奨されてはいない。

> **さらに詳しく**
> 鎮痛薬の詳細は第3章を参照のこと。

*抗うつ薬などセロトニン作動性の薬物の相互作用によって発症することが多く，脳内のセロトニンが高濃度になるために起こる。自律神経症状（汗をかく，発熱，下痢，脈が速くなるなど），錐体外路症状（手足が不随意に動く，震える，身体が固くなるなど），精神症状（不安，混乱，いらいら，興奮，動きまわるなど）がみられる。服薬開始後数時間以内に症状が現れることが多く，ほとんどの場合，服薬中止後24時間以内に症状は消える。

その他の慢性腰痛治療薬として検討可能なものは，筋弛緩薬，抗うつ薬（高齢患者には三環系抗うつ薬は推奨できない），抗てんかん薬，また，外用薬としてカプサイシンなどの植物性生薬があげられる（Chou et al., 2007; Chou & Huffman, 2007; D'Arcy, 2009)。

重層的なケアプランに組み込める療法を次に示す。

- 鍼治療

- エクササイズ
- マッサージ
- ヴィニヨガ式のヨガ[*1]
- 漸進的リラクセーション[*2]
- 脊椎マニピュレーション[*3]
- 学際的リハビリテーション[*4]
- 経皮電気神経刺激法(TENS)

> **さらに詳しく**
>
> 腰痛をコントロールするための介入法についての詳細は第7章を参照のこと。

(Chou et al., 2007 ; Chou & Huffman, 2007 ; D'Arcy, 2009)

[*1] 欧米で主流のヨガ流派。姿勢,呼吸法,瞑想などの古典的要素からなるが,個人のコンディションや目的に合わせてプログラムを自由に構成して行なわれる。
[*2] アメリカの医学者によって開発されたリラクセーション法。無意識のうちに緊張した筋・神経系を意識的に段階的に弛緩させていく方法。
[*3] カイロプラクティックや整体など,関節の動き方に注目し,脊椎などのゆがみを矯正して治療する方法。アメリカでは,カイロプラクティック専門校(5年制大学)があり,専門的な医学教育を受けてドクターとなる。病院で診療するだけでなく,開業もできる。
[*4] 複数の専門職が多角的にアプローチするリハビリ。例えば,作業療法士や理学療法士による運動療法や徒手療法に加えて,臨床心理士や看護師による認知行動療法などを行なう。

腰痛における痛みのコントロールには薬剤を用いるが,どのような薬剤をどのような用量で用いるのかを常に検討していくことが賢明である。また,患者がすでに服用している薬剤を考慮して,新しい薬剤との相互作用を知っておく必要がある。高齢患者の薬物療法では,低く始めて,ゆっくり進めるというアプローチがよい。さらに,用量を増やしたときや新しい薬剤を追加したときには,副作用に対する注意・観察が不可欠である。

(3) 神経障害痛

国際疼痛学会は神経障害痛を次のように定義している——神経系(末梢または中枢)における損傷あるいは機能不全に起因する痛みであり,神経インパルスの伝達や感覚入力の調節が混乱して起こる(Merskey & Bogduk, 1994 ; Polomano

& Farrar, 2006)。その痛みは永続的なものになることがある。複合性局所痛み症候群（CRPS）や脳卒中後痛症候群などのような中枢神経を介した症候群にかかってしまうと，痛みインパルスの伝達をとめる能力が失われてしまうことがある。神経組織が傷ついたり障害されたりした場合には，痛みの治療はより難しくなり，痛みの緩和に対しても良い結果を得るのが難しくなる。また，持続性の炎症によって神経障害痛が引き起こされて痛みが遷延することがある。痛みのタイプの違いを下の囲みに示す。

① 有痛性糖尿病性神経障害

神経障害痛の痛みには，筋骨格系の痛みからその他の侵害的な痛みまで非常にさまざまなタイプがある。神経障害痛のうち，日常生活に特に支障をきたすもののひとつに有痛性糖尿病性神経障害がある。約2400万人のアメリカ人が

侵害受容痛／神経障害痛*

侵害受容痛
- 末梢神経系で作られる。
  - 機械受容器
  - 温度受容器
  - 化学受容器
- 身体が傷ついたことを警告するための働きをする。
- 受容器への刺激と釣り合った程度の痛みである。

神経障害痛
- 神経系の損傷や持続的な炎症過程でのサイトカイン動員によって引き起こされる。
- 侵害的入力は必要としない。
- 痛みの強さは傷害の程度から考えられるものよりも強い。

*侵害受容痛（急性痛）は，傷害部からの入力があり，脳へ伝達されて痛みが起こるものであり，傷害部位を知らせる警告信号としての役割をもつ。神経障害痛などの慢性痛（症）は，痛みを起こしている直接的な傷害部が見当たらない，あるいは，傷害があったとしても痛みの程度と合わない訴えがあるものであり，正常の痛みの伝達路ではない中枢神経系を介して痛みが起こっていると考えられている。この痛みは，傷害部位を知らせる警告信号としての役割はもたない。痛みの神経生理学については，熊澤孝朗監訳，山口佳子編訳『痛み学──臨床のためのテキスト』名古屋大学出版会，2010, 熊澤孝朗『いのちの科学を語る2 痛みを知る』東方出版，2007で学ぶことができる。

糖尿病を患っており*，その多くの人が有痛性糖尿病性神経障害を発症する（CDC, 2007）。有痛性糖尿病性神経障害は一般的に，血糖コントロールが不充分であった結果として，長い期間をかけて発症するものである。患者は，足に痛みを伴うしびれ感があると訴えたり，割れたガラスの上を歩いているような感じがあると表現したりする。高齢患者にとって，固有受容器（動作認識）の脱落は転倒のリスクを高めることになる。

　　*日本では，厚生労働省の平成23年患者調査によると，主な疾患としての糖尿病患者総数は270万人となっている。

神経障害痛の評価は，通常，患者が述べる痛み症状の表現を聞き取ることによって行なわれる。灼けるような痛み，痛みを伴うしびれ感；奇妙な痛みの感覚；鋭い；ビーンと走るような；しびれた部位に感覚が戻ってきてびりびりするような；あるいは，触刺激に対する過度の感覚など，患者がこのような痛みを訴えた場合には，その痛みは神経障害痛と考えられる。

　有痛性糖尿病性神経障害の痛みの治療は，神経障害痛に対する薬剤の多くが鎮静状態や立ちくらみを引き起こしたりすることから困難が多い。高齢者は鎮

有痛性糖尿病性神経障害

- 有痛性糖尿病性神経障害は，血糖値コントロールが不充分であると悪化することがある。
- 患者はアロディニア［触れただけで痛いという痛み。痛覚神経と触覚神経の混線状態によると考えられている］を訴え，痛みを伴うしびれ感に加えて，鋭い，刃物で突き刺されるような，あるいは，灼けるような痛みがあると表現する。
- しばしば，靴下・手袋型分布に存在する（右図参照）。
- 有痛性糖尿病性神経障害の患者のうち，現在の治療法に満足していたのはわずか42％であった。
(Dworkin et al., 2003 ; Wernicke et al., 2006)

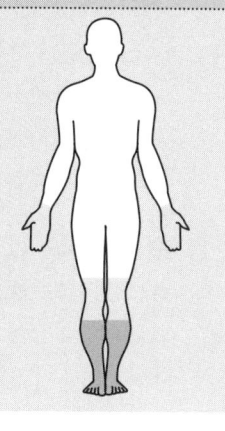

痛作用に対して感受性が高いことがあり，鎮痛薬は低めの用量にしなければならない。また，便秘などの副作用が起こる確率も高い（Varela-Burstein & Miller, 2003）。

有痛性糖尿病性神経障害に対する推奨される治療戦略として段階的薬理学的マネジメントプラン（Dworkin et al., 2007）がある。

1. 評価をして，神経障害痛の診断を確定する。
   - 神経障害痛の原因を確定し，治療する。
   - 関連する併存疾患を特定する。
   - 患者に対して，診断と治療プランを説明する。

2. 1種類以上の薬剤を用いて，症状を治療する。
   - 抗うつ薬：三環系抗うつ薬（TCA），あるいはセロトニン-ノルアドレナリン再取り込み阻害薬（SNRI）
   - カルシウムチャンネル$\alpha_2\delta$リガンド薬
   - リドカインパッチ5％
   - オピオイド薬，あるいはトラマドール

3. 痛み，および健康に関連したQOLの再評価をする。
   - 痛みの緩和が充分に得られ，重篤な副作用が起こらなかった場合には，その治療を継続する。
   - 痛みの緩和が不充分な場合には，他の第一次選択薬を加える。
   - 痛みの緩和が全く得られない，あるいは適正ではない場合には，他の第一次選択薬に切り替える。

4. 第一次あるいは第二次選択薬を試行投与しても鎮痛効果が得られない場合には，第三次または第四次選択薬を考慮する，あるいは痛みの専門家に診てもらうことを考える。

   (Dworkin et al., 2007)

神経障害痛に対して薬物療法を始める場合の第一次，第二次，第三次選択薬を次に示す。

第一次選択薬：
- **抗うつ薬** 高齢者では，アミトリプチリンなどの TCA，および二重作用のある SNRI は，起立性低血圧のリスクを増やし，転倒の可能性を高めるため，推奨できない。
- カルシウムチャンネル $α_2δ$ リガンド薬：ガバペンチン，およびプレガバリン
- リドカインパッチ 5％

第二次選択薬：
- **オピオイド薬** 高齢者では用量を減らし，注意深く副作用を観察すること。
- **トラマドール** アメリカ老年医学会では高齢者にトラマドールを推奨していない。

第三次選択薬：
- 抗てんかん作用の薬剤
- これまでに記載していないその他の抗うつ薬
- メキシレチン
- NMDA（N-メチル-D-アスパラギン酸）受容体拮抗薬 ［原著では作動薬となっていたが，拮抗薬の間違いであると判断した］
- カプサイシン外用薬

有痛性糖尿病性神経障害を患う患者では，薬物療法に加えて，定期的な運動，補完的な療法，および定期的な経過観察をケアプランに組み込むようにする。残念なことに，多くの患者において補完的療法は充分には役立っていない。

② 帯状疱疹後神経痛

帯状疱疹後神経痛（postherpetic neuralgia：PHN）は，帯状疱疹を突発した50歳以上の患者に非常に多く起こる疾患である。帯状疱疹は，年間約30万人が発症し（Sandy, 2005），免疫力がない50歳以上の人で，小児との接触がほとんどない人に頻度高く発症する（Sandy, 2005；Hampton, 2005）。小水疱性皮疹は約2〜4週間続き，その後，皮疹の部分が瘢痕となる。

PHNを発症する患者では，発疹の出た部分が非常に過敏になってくる——それが痛覚過敏やアロディニアを起こす部位となる（Khaliq et al., 2007）。その部位の上に衣服がわずかに触っただけでも激しく痛むと訴える患者もある。

帯状疱疹後にPHNを発症するリスクとなる要因を次に示す。

- 帯状疱疹発症時に強度の痛みをもった場合
- 初発時の治療の遅れ，あるいは抗ウィルス薬による治療をしなかった場合
- 発症時に65歳以上の高齢であった場合
  （Hampton, 2005）

帯状疱疹発症時に抗ウィルス薬を用いた患者では，PHNに移行する可能性は20％であり，抗ウィルス薬の治療を受けなかった患者では，40％に増加する（Hampton, 2005）。

PHNの治療の選択肢を次に示す。

- 推奨されるもの
  - 三環系抗うつ薬（Staats et al., 2004）
  - ガバペンチン，プレガバリン（Staats et al., 2004）
  - オピオイド薬
  - 外用リドカインパッチ5％（Davies & Galer, 2004）

- 効果が少ないもの
    - アスピリンクリーム
    - カプサイシンクリーム

- エビデンスが不充分,あるいは効果がないもの
    - 鍼治療
    - 後根,あるいは星状神経節ブロック
    - デキストロメトルファン,インドメタシン,塩酸モルヒネ硬膜外投与,メチルプレドニゾロン硬膜外投与,カルバマゼピン,ケタミン,ロラゼパム,ビタミンE

(Morantz & Torrey, 2005)

　帯状疱疹を発症するリスクをもつ高齢者は,帯状疱疹ワクチンを接種すべきである。ワクチンを受けた後に帯状疱疹に罹った患者は病状が重度化せず,PHNの発症はワクチンを接種しなかった患者より少なかったという報告がある(Oxman et al., 2005)。

③ 術後神経障害,化学療法に起因する神経障害,乳房切除後／開胸術後の痛み症候群
　ときに,ある疾患を治療するために行なわれた手術や療法が,その後に神経障害性の痛みを起こす状態を作り上げてしまうことがある。がんのために乳房切除術や乳腺腫瘤摘出術を受けた患者の約20％において,乳房切除後痛み症候群と呼ばれる神経障害性の痛みを発現する(Polomano & Farrar, 2006)。この症候群は肥満した若い女性により多く発症する。この症候群の患者は多くの場合,手術を受けた腋窩に奇妙な感覚がある,痛みを伴ったしびれ感がある,しびれた部位に感覚が戻ってきたときのようなびりびりする感じがある,あるいは,灼けるような痛みがあると訴える。このような症状に対する治療では,前述の段階的なマネジメントに従うようにする。

　ビンカアルカロイド,タキサン,プラチナ製剤,シトシンアラビノシド,フ

ルオロウラシル，抗有糸分裂薬を用いている患者では，化学療法関連神経障害を発症することがある。靴下・手袋型分布で発症し，その発症は非常に急速である場合と何ヶ月もかかる場合がある（Polomano & Farrar, 2006）。症状は用量依存に出現する。可能であれば，用量を減らすことにより，発症した神経障害の症状が進行していくのを抑えられる可能性がある。

　開胸術後の痛み症候群は，開胸術が施された患者の約50〜80％に起こる（Polomano & Farrar, 2006）。開胸術後の痛み症候群を発症する患者の約5％において，長期間にわたる衰弱性の痛みを患う。患者はこの痛みを，胸壁部にガスバーナーを当てられているようだと表現する。痛みの原因は，手術中に肋間神経に傷害を受けたためと考えられている（Wallace & Wallace, 1997）。

　その他の術後痛症候群や慢性痛症候群の発症には，何からの規則性がある。下肢を切断した患者では，30〜81％の人に幻肢痛が起こる（Eichenberger et al., 2008）。HIVの患者ではHIV神経障害を引き起こす。HIV神経障害における訴えの多くは，アロディニアと痛覚過敏である（Abrams et al., 2007）。また，複合性局所痛み症候群（CRPS）は，挫滅損傷の結果として，あるいは，術後痛の不適切な管理から起こることがある（D'Arcy, 2007）。

　原因にかかわらず，これらの症状は痛みが著しく強く，治療困難なものである。高齢者に帯状疱疹後神経痛（PHN）などのような状態が起こると，自立した生活に終止符が打たれ，QOLが破壊され，抑うつ状態や社会的孤立を引き起こす。高齢者の慢性的なしつこい痛みを治療することは，良質で豊かなQOLを維持して暮らしていくことをサポートすることになる。

4　長期ケアにおける痛みの治療

　アメリカヘルスケア協会による介護施設統計データ（AHCA, n.d.）によれば，

1500〜1600万人の虚弱な高齢患者が長期ケアの施設に入居している。このような施設には，介護施設，高度看護施設，リハビリテーション施設などがあり，高齢患者はそこに居住して，日々のケアを受けている。患者の多くは，最高齢のカテゴリーに入る85歳以上の長寿高齢者であり，家庭で管理するには難しい病状をもち，さらに，がんなどの末期疾患の患者もいる。多くが認知症，あるいはいくらかの認知障害をもち，長期間にわたって施設に入居している。

　このように暮らしている高齢者は，弱くて傷つきやすい人たちであるにもかかわらず，痛みを見過ごされ，治療が不充分なままでいることが多い。この人たちの痛みを評価するのは著しく難しいものがある。言語能力や知的な問題がない高齢者でも，痛みについて正確な訴えを聴取するのは至難の業である。単純で使いやすいスケールを用いることが最適であり，痛みについての会話をよりスムーズにするには，補助具［例えば，補聴器や眼鏡など］の使用を確実にすることである。長期ケア施設の入居者は，簡単な言葉による言語記述スケール，あるいはFACES［表情・脚・活動性・泣き声・機嫌］スケールを好む傾向がある (Hutt et al., 2007)［評価法については第2章を参照のこと］。

　会話ができない患者では，痛みの評価に行動学的スケールを用いなければならないことから，全く異なる課題をもつ。行動学的変化というものは非常に捉えがたいものであり，抑うつ状態などの併存する疾患が表れていたり，あるいは，口渇や空腹などのような他の状態が表れていたりすることがある (Hutt et al., 2007)。観察的なツールを用いて痛みを評価する患者において，その行動が本当に痛みを表しているのかどうかを見極めるには，同時に複数の治療［介入］を試すのではなく，ひとつに絞って行なっていくと上手くいく (Hutt et al., 2007)。

　これらの患者では，生理的にも加齢性に変容しており，オピオイド薬に感受性が強く，肝機能や腎機能が低下しているなど，一見したところでは薬物治療が最も難しいようにみえる。治療が難しいと思われていることから，これらの患者は見過ごされやすく，治療が不充分となる。97人の施設入居の高齢患者

を対象としたHuffman & Kunik (2000) による調査研究では，その66％が痛みをもち，調査前24時間の間に鎮痛薬を服用したのはたった15％であった。このような人たちにも鎮痛薬を用いることは可能である。用量を減らし，ゆっくり始めて，ゆっくり進めていくという治療方針が最良のアプローチとなる。

(1) 認知症と痛み

65歳以上の高齢者における認知症の罹患率は男性よりも女性のほうが高い (Matthews & Dening, 2002)。65歳以上の高齢者1万3004人を対象としたイギリスの調査研究では，その5％が施設に入居し，入居している高齢者の認知症罹患率は62％であった (Matthews & Dening, 2002)。アメリカ老年医学会による調査研究 (AGS, 2002) は，長期ケアを受けている患者の45〜80％に慢性的で日常的な痛みがあることを示した。

認知症の患者は，痛みの感作［刺激に対する反応が増強すること。痛みの感作には末梢性と中枢性がある］や痛みの知覚要素に問題はないように思われる (Huffman & Kunik, 2000)。痛み刺激を受けた部位を見つけ出したり，刺激に対する基本的な逃避反射も機能していると思われる。また，正常な痛み閾値を示していることや，さまざまな痛み刺激に対する反応から痛み強度の識別もできることが明らかになっている (Huffman & Kunik, 2000)。興味深いことに，認知症によって扁桃体は萎縮し，さまざまなレベルにアミロイド斑を示すことから，痛みに対する反応は，発生した生理的変化の大きさによって異なる可能性がある (Huffman & Kunik, 2000)。

認知症を患っている患者では痛みに対する情緒的反応が違っている。患者の身体は痛み刺激を感じているかもしれないが，痛みとしての体験を特定できず，その痛みの意味を解釈することができないことがある。

認知障害や認知症のような生理的に変化が起こった状態でも，痛みの情報はある程度の処理ができていることが示されているが，このような患者では，痛

みを訴える割合は低い傾向にある．腰椎穿刺を受けた高齢患者のなかで，認知症を患っている患者は腰椎穿刺後の頭痛が2％減少し，認知症が重症であるほど頭痛の発生率は低かった（Huffman & Kunik, 2000）．認知症群と認知的な問題がない群で，高齢者における上位25症状の評価をした場合に，認知症群では5つの痛み関連症状においてその訴えは有意に少なかった．重要な所見として，関節痛がより少なかったことがあげられる（Huffman & Kunik, 2000）．

したがって，このような身体に影響を受けやすい人たちの痛みの有病率は高いけれども，認知的な障害のない高齢者と比較すると痛みの訴えは少ない．この解離は，痛みの評価をしていくなかでの問題と痛みを自己申告する能力がないことにあるのであろう．記憶障害は，会話する能力と以前に感じた痛みの意味を思い出す能力との両方に影響を及ぼす（Buffum et al., 2001）．認知症あるいは認知障害をもつ患者の評価をする際には，次に示す行動によって痛みの有無を見極めるとよい．

- 昂（たかぶ）り
- 歩き回り
- 攻撃的な言葉
- しかめっ面
- 不機嫌そうな表情
- 緊張した姿勢
- 貧乏ゆすり
- 徘徊
- 荒い呼吸

    (Buffum et al., 2001)

(2) 長期ケアにおける痛みの治療に対する配慮すべき点

会話不能な患者において，痛みに関連している，あるいはそのように推察される行動が認められた場合には，鎮痛薬の試行投与によってその行動が減少す

るかどうかを確かめることができる。会話不能な患者において推奨される痛み治療を次に示す。

- 薬剤投与は頓用で与えるよりも，むしろ定期的に行なうこと。
- 鎮痛薬を要求できる患者には，痛みがあるときに要求できるように促していくこと。介護施設入居者2033人を対象とした調査研究では，53％の人に痛みが認められ，60％の人は痛みがあっても何も要求しなかった（Hutt et al., 2007）。
- 鎮痛薬を常用している患者に対して，安定した痛みの緩和をもたらすためには，徐放性の薬剤を用いること。
- 患者が感じている痛みのタイプを特定すること。神経障害痛では，神経障害痛のために考えられている薬剤による薬物治療が必要となる。
- 痛みの重症度と薬剤の種類を適合させること。すなわち，軽い痛みでは非オピオイド薬を用い，中等度の痛みでは弱いオピオイド合剤［日本では合剤はない。非オピオイド鎮痛薬と組み合わせて用いる］を用い，激しい痛みでは強いオピオイド薬を用いる（Hutt et al., 2007）。詳細については第3章を参照のこと。
- 便秘，鎮静状態，認知やバランスの不具合，消化管出血などの副作用を考慮［予防］すること。

(Hutt et al., 2007)

最後に，長期ケア患者の痛み治療を成功させるためには，痛みと副作用に対する評価を継続していくことである。オピオイド薬を開始したら，再評価を頻回に行ない，患者が薬物や用量に耐えられるか，副作用は起きていないかを確かめなければならない。薬物で得られた痛みの緩和をさらに良くするために，非薬物的な療法を加えることも考慮すること。

> **さらに詳しく**
>
> 非薬物的な療法についての詳細は第4章を参照のこと。

5　まとめ

　高齢者は多種多様な慢性痛を抱えている。痛みを減弱させるために役立つことは，機能性を上げてQOLを高めるように導いていくことである。患者のなかには，卒中後の失語症や認知症などから会話する能力に障壁があり，評価をするのが難しい。痛みを訴えることができない患者を評価する方法を学ぶことが，患者の痛みを減らしてQOLを改善していくことにつながる。また，鎮痛に用いる薬剤の適用を確実にするために，痛みの種類——侵害受容性か，神経障害性か——を見極めることが重要である。

　慢性痛を患う高齢者は非常に多いが，このことは治療できないことを表しているのではない。薬物療法，治療的介入，そして統合的な療法を用いることが，適度な痛みの緩和をもたらして最良の結果を導くことにつながる。

■ケース・スタディ

　77歳のジム・ジェームズは若い頃に仕事上で怪我をして，長年それに関連した腰痛をもっている。昨年，彼は帯状疱疹を患い，その後，胸壁上に痛みが残っている。彼は庭仕事や魚釣りが好きであるが，昨年の夏には，帯状疱疹という新たな痛みのためにそれができなかった。男やもめの一人暮らしであるが，3人の子供たちが近くに住んでいる。子供たちは，ジムが自分の家で暮らすのを諦めて，子供のうちの誰かと一緒に住むべきだと考えているが，ジムは自分の家に住みたいと思っている。

　痛みが続くことで，ジムは，あなたのところに相談にやって来て言った。「痛みが少しもとまらない。帯状疱疹になる前は，いつもの鎮痛薬さえ飲めば，やりたいことは大体やれた。重いものを持ち上げることはできなかったが，庭仕事も魚釣りもできたし，子供や孫たちにも会いに行けた。今はほとんど椅子に座りっぱなしで野球を見ているだけだ。よく眠れないし，娘とは仲良く暮らさなくちゃあいけないし。娘は家がきれいに片づいたと言うんだ。俺の人生を取り戻せるように，痛みから救ってくれることができるかい？」

　あなたは病歴を聞いて，身体の診察を行ない，帯状疱疹が治った部位に触れると過敏症になっていることを見つけた。彼の腰痛の痛みは拡がっていない。帯状疱疹による痛みの強さはスコア6/10であり，腰痛は5/10であった。神経障害痛スケールのスコアは高い値であった。彼はその痛みを，胸壁に常に灼けるような感覚があると表現した。疲労と抑うつ状態を示しており，便秘があると言っている。

　以前，ジムはオキシコドン＋アセトアミノフェン合剤を1日に1～2錠服用し，活動することによって腰痛が減弱したことがあったが，1日中座っていることから腰痛を悪化させていた。現在，彼は毎日，徐放性のオキシコドン20mgを服用し，さらに突発痛にはオキシコドン＋アセトアミノフェン合剤6錠を服用しているが，激しい痛みが続いている。

練習問題

1 高齢者では，除脂肪体重が減少し，体脂肪が増加し，体内総水分量が減少し，血漿タンパク質が増加するために，薬物が組織に長く留まる。これらの変化によって，脂溶性およびタンパク結合が直接的に影響される。ジムの痛みに対する薬剤の選択にこのことがどのように影響するか？

2 ジムの帯状疱疹の痛み症状は，どういうタイプと呼ばれているか？

3 ジムの痛みに効果的と考えられる薬剤の種類は何か？

　・オピオイド薬増量，あるいは異なるオピオイド薬
　・リドカインパッチ
　・抗うつ薬
　・抗てんかん薬
　・カプサイシンクリーム
　・NSAIDs
　・その他

4 ジムの抑うつ状態にどのように対処するか？　彼の状態のどのような要因が抑うつ状態に関与しているか？　精神科医にかかる必要があるか？

5 ジムはオピオイド薬の依存症，あるいは頼るようになっているか？

第 7 章

高齢者の痛みに対する治療的介入

　腰痛や神経障害痛など，高齢者を蝕(むしば)む痛みの状態に対して，治療的介入による痛みのマネジメントも適切な選択のひとつである。さまざまに存在する介入法は，痛みのタイプや患者の必要性に応じて，それだけを単独に行なったり，あるいは治療計画の一環として他の療法と組み合わせて行なったりする。これらのテクニックは痛みの緩和をもたらす可能性があり，さらに薬剤の服用を減らしたりなくしたりする可能性もある。多くは，入院する必要はなく，外来で行なわれるものである。痛みの緩和は，椎体形成術などではほぼ直後に，脊髄投与などでは数日あるいは数週間で得られる。

　痛みのマネジメントとして行なわれる一般的な治療的介入の手段を次に示す。

- 硬膜外ステロイド投与，選択的神経ブロック，椎間関節投与などの神経ブロック
- 脊髄刺激
- くも膜下埋め込み式ポンプ
- 椎体形成術や椎骨形成術

　専門的な投与や治療を受けるためには，通常，痛みの専門医，整形外科医，鍼灸師，あるいは神経外科医にかからなければならない。専門医への紹介を判断する際に考えなければならない点を次にあげる。

- 患者の痛みは，一般的な薬剤や用量では変化しない制御不能で激しいものか？
- 抑うつ，不安，あるいはアルコールや薬物の依存症など，併発している精神医学的な症状はないか？
- 体調の衰えや対処能力の低下はないか？
- 診断をつけたり，診断を確認したりする必要がある紹介か？
- 紹介は，その患者の痛みの訴えに対して推奨される治療を受けるために役立つと思われるか？
- 紹介することによって，現在かかっている医師では行なえない治療を提供することになるか？

(APS, 2006)

高齢者であっても，アルコール摂取について話し合う必要がある。この年代の人たちの飲酒は少ないように思えるかもしれないが，痛みや不快感をやわらげるためにアルコールを摂っている高齢者は多い。医者に診せに行ったり薬をもらいに行ったりする必要がなく，簡単に手に入るからである。アルコール摂取は，薬剤の種類や用量を変えることによって，あるいは何らかの治療の介入手段によって改善できる可能性のある痛みの治療を不完全なものにしてしまうことがある。

> **さらに詳しく**
>
> 痛みのマネジメントにおけるその他の治療的介入手段として，鍼治療（第4章参照）や関節内注射（第6章参照）がある。

1　鍼治療

　第4章で述べたように，鍼治療は細い針を身体の特定部位に挿入する療法で，循環や流れを改善し，閉塞した部位にエネルギーを導くものである。中国発祥であるが，今では世界中で支持されている。術者の技量があれば効果的な治療となるため，患者が痛みを緩和するために鍼治療を考えている場合には，術者

の資格を徹底的に調査すべきである。

　鍼治療の効果についての研究では，擬似鍼治療群と鍼治療群によるメタ分析（Manheimer et al., 2005）が結果を出している。その研究結果として，鍼治療は慢性腰痛の治療に適した選択肢となることを示した。急性腰痛に対する効果では決定的なものはなく，鍼治療は推奨されなかった（Manheimer et al., 2005）。

2　痛みのマネジメントにおける治療的介入手段

　加齢に伴い，関節炎やその他の病態によって下に示すような状態が作られて，正常な脊髄突起部に変容が起きてしまうことがある。

- 軟部組織や神経を圧迫する骨棘
- 神経根に影響する椎間関節の関節症
- 椎骨の細い隙間でクッション作用をもつ椎間板の変性や変形性椎間板障害による脊髄神経への圧迫

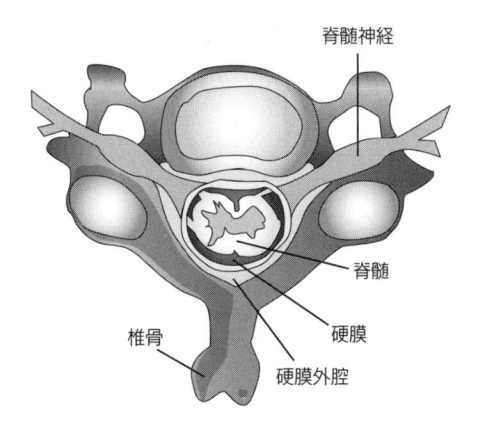

図7-1　正常の脊髄突起部の横断面

その他のケースとして，背部の手術を行なった患者において，もともとの痛みを緩和できずに"脊椎手術後症候群"と呼ばれる状態になることがある。背部手術の侵襲により，隣接した神経根を圧迫する髄核ヘルニアになることもあり，このような患者では，一側あるいは両側の下肢に拡がる神経根痛を発症する。このような状態は"坐骨神経痛"あるいは"神経根障害"と呼ばれる。

年を取るにつれて背骨は肥厚し，脊髄に内圧がかかるようになる。非常に激しい痛みで運動制限をもたらす"脊柱管狭窄症"を発症することがある。脊柱管狭窄症の患者は，最終的に歩隔が広くなり前屈姿勢となる。何らかの治療的介入が有効である可能性はあるが，患者がそれを受けたいと思う（受けることができる）こと，および，それに関わる費用を保険が認めてくれることが条件となる。

痛みを軽減するための一般的な治療的介入の手段として，防腐剤の入っていないステロイドと局所麻酔薬を組み合わせて神経根あるいは椎間関節へ投与する方法があり，炎症を抑えて鎮痛を促す効果をもつ。一般的ではないものとして，"高周波熱凝固術"などのような神経根に作用するもの，あるいは"増殖性注射療法［プロロセラピー］"などのような特定の筋群に作用するものがある。

これらの方法は痛みのマネジメントの領域において新しいものであるため，参考にできる研究は限られており，これらの方法に対する裏づけは強力ではない。しかし，その方法に価値がないという意味ではなく，その方法を裏づける研究論文が非常にわずかしかないということである。コクランレビュー (Nelemans et al., 2000) ［コクランについては 73 ページの囲みを参照］では，亜急性あるいは慢性の腰痛に対する注射療法の効果として説得力のあるエビデンスはなかったと報告されている。さまざまな結果の系統的レビューにおいて，注射療法はプラセボより効果を示すことはなかった (Nelemans et al., 2000)。アメリカ疼痛学会の腰痛ガイドラインにおいても同様な見解を示している (Chou & Huffman, 2007)。しかし，見聞きしたところでは，その療法によって恩恵を受けている

患者は多いようである。

　注射療法の多くは、痛みの発生源あるいは痛む部位に直接薬物を注入する。

- **ステロイド注射**　硬膜外ステロイド注射は、頸椎、胸椎、腰椎、仙骨の硬膜外腔に施される。デポ・メドロールなどのステロイド液をブピバカインやロピバカインなどの局所麻酔薬と混合して、痛みを起こしている神経のレベルのところに注射する。痛みの発生源に局所的な緩和を直接的にもたらすものである（Armon et al., 2007）。

　　アメリカでは保険業者からの事前承認が必要であり［日本では保険適応］、保険では、通常、初期評価と注射2回が認められる。痛みの専門医のほとんどは、12ヶ月の間に注射3回を続けて行なうという方法を用いているため、最後の1回については事前承認が再び必要となる。注射が効果すれば、5〜7日以上をかけて次第に痛みが減弱していくことが期待できる。薬物が神経根の部位に直接的に届くかどうかは、たとえX線透視法を用いたとしても保証できるものではない。患者によって痛みが全く減弱しなかったり、ほんの少しだけしか減弱しなかったりすることもありえるが、次回の注射で効果が拡がり、痛みの緩和を得られることもある。

- **トリガーポイント注射**　一般的に、患者が痛みのあるポイントを特定できるときに行なわれる。局所麻酔薬（リドカイン）をその痛む部位に直接注射する。研究による裏づけは多くはないが、線維筋痛症で圧痛点をもつ患者によく行なわれている。

- **増殖性注射療法**［プロロセラピー］　この療法は、弱った背部の筋肉に刺激性の液剤を注射するものであり、炎症反応を誘発して筋弛緩低下を刺激する。この療法だけを用いた場合の裏づけ研究は充分にはなされていない。しかし、リハビリテーションを目的とした理学療法のきちんとした計画とともに行なわれた場合に、この注射療法はコントロールの注射療法群と比較して効果を示した（Dagenais et al., 2007）。

- **高周波熱凝固術，椎間板内電熱療法**　熱せられたプローブ［探針］を用いて痛む部位の神経を切断する方法であり，いくつかの研究で裏づけされている。椎間板起因の背部痛における事例報告があるが，無作為化比較で二重盲検対照のプラセボ比較試験において，治療患者はプラセボ群以上の効果を示していないことが明らかとなった（Freeman et al., 2005）。

- **硬膜外内視鏡**　硬膜外腔に内視鏡を挿入し，特殊な装置を用いて神経根から瘢痕組織を取り除く方法であるが，あまり成果は出ていない。リスク対効果比においてこの方法を用いるメリットを示すような研究は充分になされていない。

3　埋め込みによる手段

　薬剤投与を工夫しても，硬膜外注射などの簡単な介入手段を用いても痛みが充分に緩和しない場合に，埋め込みによる手段を検討することがある。その手段としては，埋め込み型ポンプによる髄腔内投与や脊髄刺激装置があげられる。脊髄刺激装置は神経障害痛症候群の治療のために開発されたものであり，髄腔内投与のポンプは腰痛症候群の痛みやその他の慢性痛，また，がんの痛みの治療に用いられている。

4　髄腔内［くも膜下腔］投与埋め込み型ポンプ

　髄腔内薬剤投与装置は慢性痛患者の痛みのコントロールに用いられるもので，あらゆる薬物治療に行きづまり，それまでに最大用量を用いていた患者が対象となる。この治療法を検討する前に，さまざまな薬剤や用量を試み，また，他の療法と薬剤とを組み合わせる方法も試みる必要がある。

髄腔内薬剤投与は，コンピューターで作動する埋め込み型ポンプで行なわれ，処方された薬剤用量をセットして，それが自動的に投与される仕組みとなっている。薬液はポンプから軟性カテーテルを介してくも膜下腔に投与される。軟性カテーテルはポンプから患者の身体の外側面に沿って脊髄挿入点まで埋め込まれる。ポンプは，腹部あるいは皮膚表面に近い皮下組織に手術によって埋め込み固定される。薬液補給が簡単にできるように皮膚表面に近いところに置かれる。補給の頻度は，ポンプのボリューム，薬液の濃度や投与速度によって決まる。速度が早いほど頻回に補給しなければならない。残った薬液を取り除いて新しい薬液を入れるために，ポンプの薬液容器に接続できる専用の補給用キットが用いられている。薬液の濃度と投与速度によって次の補給日が決まり，ポンプの補給日がリセットされる。

埋め込み型ポンプによる髄腔内投与において，アメリカ食品医薬局で承認された薬物を下に示す。

- モルヒネ
- バクロフェン（Lioresal®）［日本ではリオレサール®，ギャバロン® など］
- ジコノチド（Prialt®）［日本では未承認］

埋め込み型ポンプによる髄腔内投与では，防腐剤が入っていない薬液を使用しなければならない。モルヒネは最も一般的に使われる薬物であるが，髄腔内投与での使用は口腔投与に比べて 300 倍の強度となる（Wallace & Staats, 2005）。ポンプを埋め込んでしまう前に，体外式カテーテルを用いて，髄腔内あるいは硬膜外投与の試行を行なう必要がある。試行期間中，次に示す点に基づいて薬物の選択を行なう。

- オピオイド耐性歴
- 副作用歴
- カテーテルの先端位置と対照した痛みの求心性の脊髄レベル

(Wallace & Staats, 2005)

血中濃度や脳脊髄液への移行性と同様に，選択した鎮痛薬の脂溶性，および脊髄における脂質の分布が薬物の鎮痛効果に直接的に影響を及ぼす（Wallace & Staats, 2005）。

ジコノチドは，他に類のない薬物で，中性型（N型）カルシウムチャンネルブロッカーに分類される。海洋生物であるイモガイの毒素由来である。ジコノチドは髄腔内投与にて持続注入しなければならない（Lynch et al., 2006）。慢性的な侵害受容性の痛み，および神経障害痛の両者の治療に用いられる（Schroeder et al., 2006）。副作用としては，次に示す主に神経精神病的なものが非常に多い。

> **臨床のヒント**
>
> ジコノチドは，他のすべての従来型の薬剤および治療的介入法で効果がなかった患者に用いること。

- 抑うつ状態
- 認知障害
- 意識の低下
- 幻覚
- クレアチンキナーゼ値の上昇
 （Lynch et al., 2006）

埋め込み型ポンプを使用して通常の薬物で痛みがコントロールできなかった場合，その他の薬物を用いることがあるが，承認されていない薬物を用いるとポンプに不調が起こるリスクが高くなる。

髄腔内薬物投与装置の使用にはいくつかの問題がある。患者のリスク対効果比を注意深く比較検討し，ポンプを埋め込む前にその他の妥当な選択肢を試してみること。ポンプ埋め込み前の試行において，痛みレベルの減弱が50％に

> **臨床のヒント**
>
> 装置を操作できない，あるいは操作能力に限界がある患者の鎮痛薬投与において，異なった装置を埋め込む考え方があるが，あまり良い判断ではない。成功へと導くためには，埋め込む前の患者評価を注意深く行なうことが必須である。髄腔内薬物投与を行なう患者選択の指標を次にあげる。
>
> - 経口あるいは経皮的な複合投与の試行において，用量を漸増しても経口鎮痛薬の効果が得られない。
> - オピオイド薬を順番に替えていっても副作用に耐えられない。
> - 一時的な注入試行で機能的鎮痛が得られた。
> - 精神的に安定していて，目標も妥当である。
> - 治療に来る手段――ポンプの補給や用量の調整のために再び病院へ来ることができる。
> - 患者自身が承諾している。
> - バクロフェンに関して――経口抗けいれん薬では緩和されない難治性の痙縮で，バクロフェンの試行投与で痙縮が改善した場合。
>
> (Wallace & Staats, 2005)

満たない場合には埋め込みを再検討すべきである。

カテーテルを留置する前に避けられないリスクについて患者に知らせなければならない。髄腔内薬物投与時には次の点を考慮すること。

- 脊柱に変形があったり，以前に脊髄手術や腹部手術を行なった患者の場合，カテーテル留置が難しいことがある。
- 感染症，髄膜炎，くも膜炎，カテーテルによる肉芽腫形成のリスクがある。
- カテーテル着脱時に抗凝固薬が圧迫性血腫を引き起こすことがある。
- ポンプの不調は退薬症候群を引き起こすことがある。
- 髄腔内薬物投与は髄圧低下による脊髄性の頭痛を引き起こすことがある。
- 耐性が発現することがあり，その結果，用量が増える可能性がある。

(Wallace & Staats, 2005)

5　脊髄刺激法

　現時点で脊髄刺激法のメカニズムは充分に解明されているわけではないが，痛みのゲートコントロール説*に対応するテクニックとして位置づけられている。ゲートコントロール説では，繰り返しの痛み刺激が痛みの伝達に関わるゲートを開くとされている。脊髄刺激法は脊髄の後索で求心性の太い線維を選択的に脱分極させ，したがって運動に影響することなくゲートを閉じる（Wallace & Staats, 2005）。刺激装置からのパルスは，交感神経系を賦活させる可能性があり，また，さらなる痛みの緩和をもたらす他のニューロン経路も賦活化させる可能性もある（Wallace & Staats, 2005）。

> ＊ Wall および Melzack により 1965 年に提唱された説で，発表当時に大きな話題となった。その後その説にはいくつかの誤りがあることがわかり，修正されている。痛みの研究が飛躍的に進むきっかけとなった説でもある。詳細は，熊澤孝朗『いのちの科学を語る 2　痛みを知る』東方出版，2007 を参照。

　簡単に説明すれば，この装置は，痛みの発生源と考えられる脊髄部位に的を絞って電気パルスを送る埋め込み型のパルス発生器である（Mailis-Gagnon et al., 2004）。発生器は，痛みを発生させている部位の硬膜外腔に，経皮的にあるいは椎弓切除術を介して留置されたリード線に接続されている。この装置が作動

臨床のヒント

脊髄刺激法を用いる患者の選択には次に示す基準を考慮すること。
- 納得のいく低侵襲治療をすべてやり尽くさなければならない。
- 精神病理学的な併存疾患，薬物依存の問題，二次的なメリットについて評価しなければならない。
- その痛みに対する診断を確定しなければならない。
- 脊髄刺激の試行期間中に痛みが良好なレベルを示し，機能的な改善がみられた患者に対してのみ脊髄刺激法を用いるべきである。
(Wallace & Staats, 2005；NTAC, 2008 より引用)

すると，患者は障害部位あるいは痛み部位を超えて拡がるひりひり感や異常感覚［不快を伴わない異常感覚］を感じる。この装置による痛みの軽減を検討している患者は，痛みの緩和に最良である組み合わせを捉えるために，試行およびリード線の調整が数回行なわれるかもしれないことを理解しておかねばならない。

脊髄刺激法は次に示す状態の患者の痛みの緩和に有用であると考えられている。

- 痛みの発生源に対処するための手術を行なったにもかかわらず痛みが続く，脊椎手術後症候群
- 体幹あるいは四肢における難治性の慢性痛
- 慢性の神経障害痛；複合性局所痛み症候群（CRPS）；幻肢痛；有痛性糖尿病性神経障害；帯状疱疹後神経痛（PHN）

（Mailis-Gagnon et al., 2004；NTAC, 2008）

脊髄刺激法を検討している患者には，身体および精神心理学的検査を綿密に行なわねばならない。高齢患者では，オンオフや刺激のレベル調整をする携帯プログラム装置を充分に使いこなせるかどうかを判断するための試行が必要である。脊髄刺激療法を用いる前に，薬物療法を試みて，薬物のさまざまな組み合わせや用量を用いても満足できる結果が得られないことを確かめる必要がある。研究による結果は曖昧で限局的なものではあるが，この手法はメディケア［アメリカの高齢者向け医療保険制度］やその他政府の医療プログラム，また，主要な民間保険やほとんどの労災保険で適用となっている治療である（NTAC, 2008）。脊髄刺激法を用い

臨床のヒント

脊髄刺激法に対する禁忌を以下に示す。

- 血液凝固障害
- 敗血症
- 未治療の重大な併存疾患，うつ病など
- 薬物あるいは行動における深刻な問題
- 装置を動かしたりコントロールしたりする能力の欠如
- 副次的利益
- オンデマンド型心臓ペースメーカー

（Wallace & Staats, 2005）

たことによって身体機能が上がった患者は，その試行時に痛みが軽減するかどうかについてよく検討されていた。一番の長所は，脊髄刺激法は低侵襲であり，もとに戻すことができて，非破壊的であることである。つまり，期待した結果をもたらさなかった場合，リード線と発生器は取り外すことが可能である（NTAC, 2008）。

痛み治療として埋め込み型での方法を検討する前に，まず医師は薬物の種類や投与量の調整を試みなければならない。患者に装置を埋め込んだ場合には，痛みの専門医と患者は密接な関係をもち，頻回の外来診療が必要である［基本的には，定期的な診察ときめ細やかな経過観察］。病院への交通手段が見つからない高齢者に対しては，他の療法を検討すべきである。

6　骨粗鬆症による圧迫骨折

骨粗鬆症は，骨が多孔質になってもろくなり，骨密度の減少を引き起こす障害である（Smeltzer et al., 2007）。高齢の閉経後の女性に多い障害であり，非常に

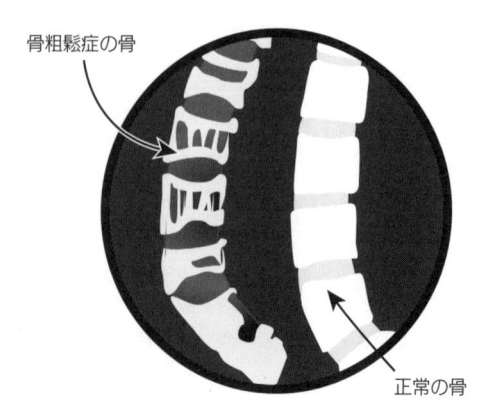

©http://hpb.gov.sg/data/hpb.home/files/pro/strongbonesforlife_e_.pdf
図7-2　骨粗鬆症と正常の骨の比較

強い痛みを起こす圧迫骨折の一因となる。閉経後の女性では骨吸収を増加させるエストロゲンが減少するため，骨粗鬆症は男性より女性に多い（Smeltzer et al., 2007）。骨粗鬆症になった脊柱は，正常の骨よりも多孔質でもろく（図7-2参照），その結果，脊椎の圧迫骨折や脊髄神経根の圧迫を起こすリスクが多くなる。

　骨粗鬆症自体で痛みをもつことはないが，その結果として起こった圧迫骨折は運動機能の低下を招き，さらに，鎮静状態や便秘，吐き気などの望ましくない症状を導くリスクをもつオピオイド薬が必要となる。

　骨粗鬆症を発症すると，骨は密度が低下して虫食いのような多孔質になるだけでなく，その構造も失われる。骨が作られるよりも早いスピードで破壊されるため，脊柱の変形や椎骨破壊による椎体高の減少が起こる。脊椎の骨折や陥没は，進行性の後弯症および身長の減少を招く（図7-3参照）。この進行性の前屈姿勢は，どうしても背骨を曲線的，つまり円背のカーブにしてしまうようであり，頭部は前に押し出されて下を見ている姿勢になる。

　骨密度の変化や骨のもろさは，さまざまなことの引き金となり，大きな影響を与える。円背の姿勢は安全面でのリスクがあり，脊椎骨折につながるような転倒を引き起こす可能性があり，圧迫骨折から起こる痛みと能力低下は，高齢者にとって著しい体調不良を導くことになる。

　世界中で1億人以上，アメリカでは4400万人以上の人が骨粗鬆症に関連した脊椎骨折を起こすリスクがあることが推定されている（Phillips, 2003）。アメリカでは年間約70万人が脊椎骨折を起こし，そのうちの3分の1の人が慢性的な痛みをもつようになっている（Hulme et al., 2006 ; Phillips, 2003）。このような骨折による痛みとそれに続く能力低下から，毎年80万人以上の人が救急外来を訪れ，260万人以上が一般外来を訪れ，また，長期介護施設に暮らす高齢者では18万人以上がそのような状態になる（Smeltzer et al., 2007）。

40歳　60歳　70歳

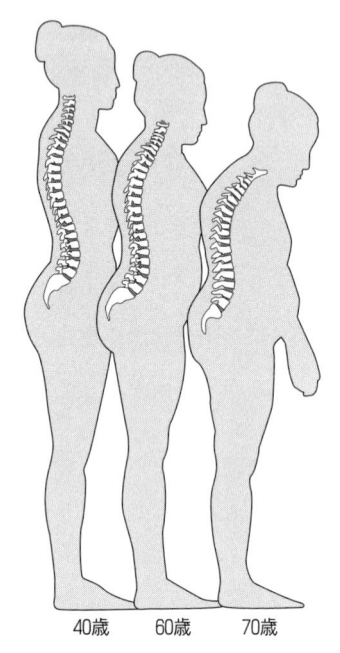

骨粗鬆症における脊椎骨折の進行

図7-3　骨粗鬆症からの円背

　患者によっては骨折を起こしたときがはっきりとわかっている。骨折の原因の多くは，棚から皿を下ろすなどのような単純な動作である。また，突然の躓きや転倒も圧迫骨折につながることがある。一方，どうして骨折を起こしたのか全くわからないと言う患者もあり，ある朝いつものように起きたときに背部に激しい痛みがあったということもある。骨折の痛みは，その原因にかかわらず激しいものである。椎体の圧潰で神経が絞めつけられたり圧迫されたりするため，痛みが激しく，患者は衰弱消耗する。

　圧迫骨折の痛みを経験した患者は，背部局所の痛みを激しい痛みのレベルである 7/10〜10/10 と報告する。その痛みの多くは神経根に障害を及ぼしたことによって起こる痛みであるために，残念なことに痛みに対する一般的な薬剤で

はあまり効果がなく，むしろ鎮静状態や混乱，吐き気，嘔吐などのような望ましくない副作用のみを被ってしまう。圧迫骨折では，痛みが激しいと報告されるため，高齢者であってもオピオイド薬が用いられることが多く，この薬物により鎮静状態や吐き気，継続すれば便秘を引き起こす。その他の治療法として，速やかにすばらしく痛みの緩和をもたらすものがあるが，経皮的椎体形成術やバルーン椎体形成術など手術を要する。日常的に高齢患者を診ている医療者は，骨粗鬆症に何が関係しているのかを考慮して，圧迫骨折のリスクを減らすために患者の病状を治療する方法を探していく必要がある。

(1) 骨粗鬆症に対するリスク判定

骨粗鬆症に対するリスク評価をする際には，患者の生活スタイル，嗜好，および服用している薬物を精査することが重要である。

次に示すような生活習慣，病状，および薬物は，骨のカルシウム沈着および保持を低下させることが知られている。

- カフェイン，アルコール，炭酸飲料の摂取；座りがちな生活スタイル；低カルシウム摂取（これらはすべて，一次的に骨粗鬆症を導く）
- セリアック病，性機能不全，乳糖不耐症，甲状腺機能亢進症，腎および肝不全，拒食症（これらはすべて，二次的に骨粗鬆症を導く）
- 副腎皮質ステロイド，抗けいれん薬，ヘパリン，テトラサイクリン，アルミニウム含有の制酸薬，甲状腺製剤
  (Smeltzer et al., 2007)

リスクが高い患者は，カルシウム沈着および保持を増強させる薬剤を服用するとよい。そのような薬剤を次に示す。

- アレンドロン酸ナトリウムなどのビスホスホネート製剤（Fosamax® [日本ではフォサマック®，ボナロン®など]）

- リセドロン酸ナトリウム（Actonel®［日本ではアクトネル®，ベネット®など］）
- イバンドロン酸（Boniva®［日本では承認申請中］）
- ゾレドロン酸（Reclast®［日本のゾメタ®は骨粗鬆症の適用なし］）

（NIH, n.d.）

　この種の薬剤は，胃腸障害——嚥下障害，食道炎，胃潰瘍などの重大な副作用を示すことがある（NIH, n.d.）。また，骨粗鬆症の治療として，ラロキシフェン（Evista®［日本ではエビスタ®］）のようなエストロゲン受容体モジュレーター，エストロゲン補充療法（賛否両論ある治療法），カルシトニン（カルシウムを調整しているホルモンのひとつ）が用いられている（NIH, n.d.）。

　背部痛を訴える患者，および，生活スタイルや併存疾患あるいは薬物などの要因から骨密度減少のリスクをもつ患者では，圧迫骨折に対する検査が必要である。圧迫骨折を起こしたことがある患者は，骨折を繰り返すリスクが非常に高い。脊髄のMRIによって脊髄圧迫や脊椎骨折の範囲を明らかにすることが可能である。また，カルシウムの吸収や保持を改善する薬剤の調整には，骨密度のスキャンが有用である。

(2) リスク要因に関する患者教育

　骨粗鬆症の影響を最小限にするためには，小さな体格の白人女性などのようなリスクが高い人に対する患者教育が必要である。例えば，適正な量のカルシウム量を摂取していない患者もいる。19～50歳では毎日1000mgの摂取が必要であり，50歳以上では1200mgを必要とする。カルシウムのサプリメントの多くは，カルシウム吸収に必要なビタミンDを400～600IU含んでいる（Smeltzer et al., 2007）が，ビタミンのサプリメントによって起こる腎臓結石やビタミンDの毒性などの有害事象についても患者に教える必要がある。

　抵抗運動や負荷運動を含んだ定期的な運動は，骨量を上げて骨構造の維持を促すことから非常に有用である。また，喫煙，アルコールやカフェイン，炭酸

飲料の習慣的摂取はやめさせるべきであろう。

(3) 治療法選択の検討

テリパラチド (Forteo®［日本ではフォルテオ®, テリボン®］) は, 骨折リスクが高い閉経後の女性に対する治療薬として認可された副甲状腺ホルモン合成薬である (Kessenich, 2003)。薬物によるアプローチは新しいものではないが, 1637人の女性を対象とした無作為化臨床試験の結果, 副甲状腺ホルモン 800 IU 皮下注射は脊椎骨折のリスクを減少させ, 骨密度を増加させた (Kessenich, 2003)。圧迫骨折を経験したことがある女性には, 骨構造の維持とカルシウム保持に役立つような治療を検討すべきである。治療においてはその継続がとても重要である。副甲状腺ホルモン療法の場合では, 継続投与が効果を維持する唯一の方法である (Barclay & Lie, 2008 ; Prince et al., 2006)。

オピオイド薬や非ステロイド性抗炎症薬 (NSAIDs) などの薬剤, 鎮痛作用のある軟膏などの外用薬は, 圧迫骨折による痛みの治療の選択肢となる。しかし, 鎮静状態, 便秘, 混乱, あるいは循環器合併症などの副作用によって, オピオイド薬の使用が制限されることがある。また, 安静やコルセットによっても痛みを軽減させることができる。さらに, 圧迫骨折の痛みの軽減に非常に有用であり効果のある新しい治療法が見つかっている。

(4) 圧迫骨折の痛みを軽減する治療的介入

経皮的椎体形成術およびバルーン椎体形成術は, 外来で施術できる低侵襲の治療法であり, これらは骨折による痛みを短い期間で劇的に軽減させることができる。

経皮的椎体形成術は, 脊椎骨折の痛み治療として 1987 年に初めて紹介された (Hulme et al., 2006)。その施術は, アクリル樹脂のセメントを変形した椎骨に注入するもので, 骨折部を安定させたり, 脊柱後弯の角度を修正するのに有用である (図 7-4 参照)。

> **経皮的椎体形成術・バルーン椎体形成術**
>
> **経皮的椎体形成術** 経皮的椎体形成術とは，骨折した椎体に直接的にポリメタクリル酸メチル（PMMA［いわゆるアクリル樹脂］）を経皮的に注入する方法である（Phillips, 2003）。
>
> **バルーン椎体形成術** バルーン椎体形成術とは，バルーンによって整形された椎体にPMMAを経皮的に注入する方法で，間隙が埋められると脊柱後弯の角度が修正されうる（Phillips, 2003）。

バルーン椎体形成術は，1998年に初めて行なわれたもので，脊椎変形の修復や椎体高の復元に有用である（Hulme et al., 2006）。バルーン椎体形成術の施術は経皮的椎体形成術よりやや複雑で，バルーンを用いて骨を整形し，その間隙にアクリル樹脂（PMMA）を経皮的に注入するというものである（Hulme et al., 2006）（図7-5参照）。間隙がセメント溶剤で埋められることにより，脊柱後弯の角度が修正され，新たに骨折する可能性を減らすことができる。

これら技法の価値は，施術後すぐに回復し，痛みの緩和が得られることである。ほとんどの患者は外来で椎体形成術を受けて，その日のうちに家に帰ることができる。

経皮的およびバルーン椎体形成術の臨床研究69件（合計患者数2958人）を用いた統計的レビューによれば，経皮的椎体形成術を受けた患者の87％，バルーン椎体形成術を受けた患者の92％において痛みが軽減された（Hulme et al., 2006）。0～10で示すビジュアル［視覚］アナログスケール［VAS］は，経皮的椎体形成術の場合では8.2から3.0に減り，バルーン椎体形成術では7.4から3.4に減った（Hulme et al., 2006）。術前の痛みの激しさ，および，保存療法の場合における有効性の低さを考えると，これら低侵襲の形成術から得られた痛みの軽減は劇的といえる。

まれではあるが，これらの形成術に関連する合併症を次に示す。

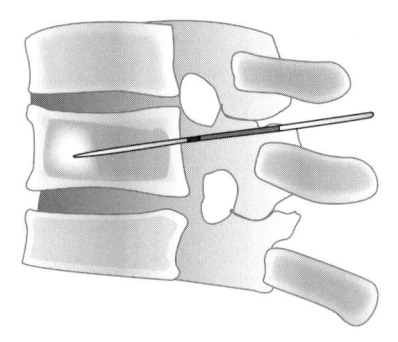

小さな皮膚切開をして，骨折した椎骨に生検針を挿入する。アクリル樹脂の骨セメントを椎骨に流し込み，椎体を埋める。椎骨を修復することで，構造が安定し，痛みが軽減される。

図7-4　経皮的椎体形成術

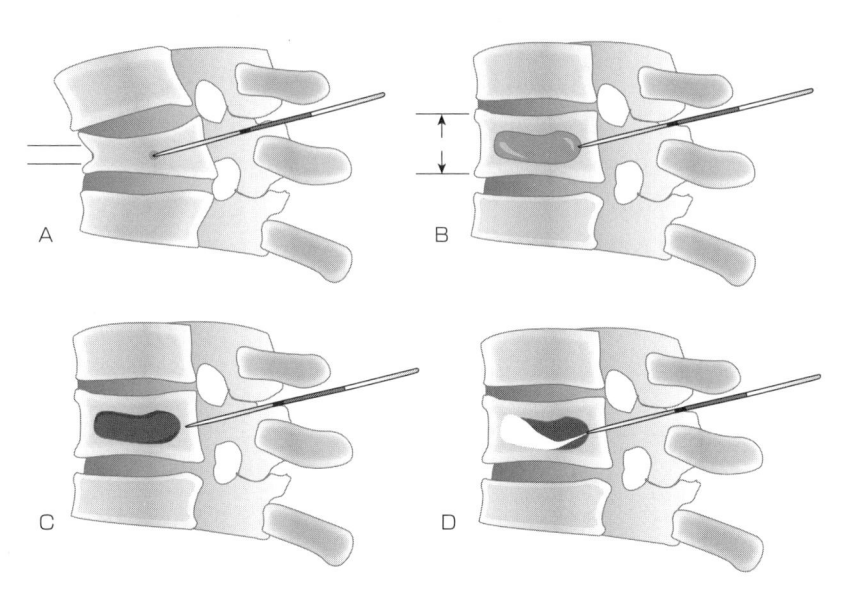

A：骨折した椎体にバルーン装備のカニューレを経皮的に挿入する。B：椎体終板を持ち上げ，椎体高を修復するようにバルーンにガスを送る。C：充填剤を流し込む空間ができたらバルーンを抜去する。D：充填剤が椎体に低圧で流し込まれる。

図7-5　バルーン椎体形成術

- 感染症
- 横突起，椎弓根，胸骨，肋骨の骨折
- 麻酔による呼吸困難
- セメント漏出（統計的レビュー研究によれば，経皮的椎体形成術で41％，バルーン椎体形成術で9％に起こる）

（Hulme et al., 2006）

7 まとめ

　痛みの治療的介入手段の選択は，患者それぞれに適応したものとすること。薬剤や用量の調整では痛みが軽減しない患者には，ステロイド注射などの手段を選択することによって付加的な痛みの軽減がもたらされ，QOLと機能を改善する可能性がある。治療的介入手段のすべてに，それらを裏づけるような満足のいくエビデンスがあるわけではないが，患者に用いるとすれば，診療のなかでの肯定的な臨床結果によってそれらを裏づけることになるように思われる。これら治療的介入は徐々に発達してきており，進歩するにつれてリスクと効果を比較するための有用な情報も多くなるであろう。

■ ケース・スタディ ■

　ジェームズ・ジョーンズ（82歳）は，慢性腰痛の長い病歴がある。彼は高齢の妻とともに暮らしている。妻は関節炎でかなり弱っており，買い物や家事をジョーンズ氏に頼っている。

　ジョーンズ氏は40代のときに自動車事故で背部を傷めた。そのとき，機能を回復してもとの生活スタイルを取り戻すために，さまざまな手術を数回受けた。外科医の最善の努力にもかかわらず，ジョーンズ氏は難治性の痛みを持ち続けることになってしまった。痛みのレベルは，調子が良いときで3/10，悪いときには8/10であった。この40年の間に，ジョーンズ氏は数多くのさまざまな薬剤を服用し，また，痛みを緩和させるためのさまざまな療法を試みた。しかし，どの方法も持続的に効果があったようには思えなかった。現在，彼はフェンタニルパッチ75mcg/hを使っており，突発痛にはアセトアミノフェンとオキシコドンを用いている。心血管疾患の病歴があるために，NSAIDsを用いることはできない。杖を用いて比較的うまく歩き回ることはできていたが，不幸にもジョーンズ氏は階段から転げ落ち，再び背部を傷めてしまった。現在の痛みは5/10のレベルで一貫している。彼は受傷前の機能程度に回復することを願っている。彼は，「新たに増した痛みを軽くして，また自分で歩けるようになるために，あなたは私に何が提供できるのかな？」と尋ねた。

練習問題

1　もし，ある部分の痛みが新たな圧迫骨折に関係しているならば，ジョーンズ氏にはどのような治療的介入手段がふさわしいか？　彼はその手段の判断基準に合うか？

2　新たに加わった痛みをコントロールするのに鍼治療が良い選択と言えるか？

3　ジョーンズ氏が行なっている薬物療法に加えて，脊髄刺激法は良い選択と言えるか？　もし良い選択ならば，それはなぜか？　そうでないならば，それ

はなぜか?

4 ジョーンズ氏がペースメーカーあるいは除細動器を使用しているならば,埋め込み型による治療的介入はふさわしいか?

5 次に示す治療的介入のうち,どれがジョーンズ氏の新たな痛みを治療するのに役立つか? 硬膜外ステロイド注射,プロロセラピー,硬膜外内視鏡,椎間板内電熱療法,脊髄刺激療法,髄腔内［くも膜下腔］投与埋め込み型ポンプ。あなたがそれを選んだ根拠は?

第8章

緩和ケア

　緩和ケアは終末期ケアやホスピスケアと混同されることがある。患者の疾患がQOLを著しく損なうようになり始めたときに，病気の早期であっても他の治療的な手段と並行して行なうことができる点に違いがある。緩和ケアの目的は，進行性の慢性疾患を患う患者に対してQOLを最大限に高めることである。緩和ケアは，"蘇生処置を行なわない"という指示や治療のための時間枠などとは関係がないものであり，メディケアのホスピス給付金にも関与していない。

　1995年の，治療の成果とリスクに関する予後と優先を理解するための研究（Study to Understand Prognoses and Preferences for Outcomes and Risks of Treatments：SUPPORT）を行なった研究チームは，終末期にあるアメリカ人の状態を調査し，施設に暮らす終末期の人の80％が，頻繁に痛みをもち，隔離されて，人工呼吸器をつけ，集中治療室にいることを明らかにした（Kuebler et al., 2002）。医療従事者も患者も一様に，この結果を全く予想外で非常に悲惨なことと認めた。ほとんどの患者は，病院に入院したときにこれから何が起こるのかを把握しておらず，"すべて"をお任せで病院にお願いしている。研究の結果は，緩和ケアと終末期ケアに焦点をあわせて，早期の介入および症状管理が終末期に関わる医療パラダイムを変化させえるという前向きの効果を強調したものであった。

　患者が緩和ケアを望んだ場合，それは患者が望みを捨てたことを意味するのではないし，また，治療に携わった人たちを治療に失敗した医療者と見なしているわけでもない。正しくは，ケアの焦点が治療的ケアの選択から症状管理と

治療的ケア	緩和ケア
治療が目的	症状管理が目的
分析的で論理的	自覚的
診断に基づく	症状に基づく
科学的で生物医学的	人間中心で人間相互的
疾患経過に狙いを定める	癒しに狙いを定める
患者を部分部分で捉える	患者を全体として捉える
「厳密な」科学に基づく	「柔軟な」社会科学に基づく
非個人的なケア	個人に合わせたケア
死を失敗と見なす	死を普通のことと受け入れる

(Kuebler et al., 2002)

表8-1 治療的ケアと緩和ケアの比較

心地よさを目的としたケアに移行したことを意味している。表8-1に治療的ケアと緩和ケアの比較を示す。

緩和ケアの定義は,ホスピスケアよりも概念的に広義である。緩和ケアは,"治療に反応を示さない疾患をもつ患者に対する能動的で総合的なケア"である (Kuebler et al., 2002 ; WHO, 1990)。

緩和ケアでは,病気をもつ患者だけでなく,その家族に対しても重点的に取り組む。緩和ケアは,文化的ニーズ[その患者の考え方や生活習慣,宗教など]に沿って,患者が慢性疾患に耐えられるように支援するために考え出されている。社会的,心理社会的,経済的,精神的な面において,慢性疾患によって影響を受けた事柄に加えて,患者の生活のすべての側面に触れる。

緩和ケアは,がんのケアに端を発し,あらゆる領域のヘルスケアにまで発展した。次に示すような進行性の慢性疾患をもつ誰もが対象となる。

- 慢性肺疾患
- 慢性心不全
- 筋萎縮性側索硬化症やパーキンソン病などの神経学的疾患

- HIV/AIDS
- 心疾患
- 慢性の感染症／敗血症／肺炎
- 脳卒中
- 腫瘍学的診断を受けたすべての疾患

　患者の多くは，ホスピスケアにあまりに早く送られてしまうため，緩和ケアが提供するケアや支援の恩恵を受けることができないでいる。なぜ緩和ケアが発展したのか，そしてなぜそれが成功しているのか，その主な理由のひとつは，病気が進行していくなかで"より早期に"介入するように考え出されているからである。緩和ケアは，意思決定や慢性疾患による当然の肉体的な衰えに対して，患者とその家族の両方をサポートする。支援と症状管理を提供するのが緩和ケアである。

1　緩和ケアチーム

　病院における緩和ケアチームは，1975年にマギル（McGill）大学で初めて考案され（Kuebler et al., 2002），そのコンセプトは急速に発展した。

　すべての緩和ケアチームが一様とは限らない。大規模の病院では，毎日回診を行なう担当医，研修医，看護師，補助職員から成る規則に則った緩和ケアチームを組織している。小規模の病院では，ホスピタリストモデルを用い，ホスピタリスト［病院（病棟）総合診察医］と看護師，および社会福祉部門，薬局，院内教会などの補助部門から成っている。慢性疾患に関連してQOLが低下している患者にとって，緩和ケアを行なっている病院が提供することはどんなことでも有益となりえる。緩和ケアチームのメンバーを次に示すが，これに限るものではない。

- 医療者（ホスピタリスト，ナース・プラクティショナー，緩和ケア医）
- あらゆる専門の看護師（腫瘍科，重症管理室，救急診療科）
- 病院付きの牧師
- ソーシャルワーカー
- 治療成績の管理者
- 栄養士，食事療法士
- 薬局のスタッフ
- 統合的な医療の療法士（マッサージ療法士,音楽療法士,ヒーリング・タッチ療法士）

　緩和ケアチームとしての取り組みを始めるときに，その基本となる要素を考慮しなければならない。ほとんどの本式のプログラムでは，コンサルテーションあるいはユニットを基本としたモデルを用いている。次に示す要素は必須である。

- 緩和ケアチームとして，その医療施設に属する"内部の優秀な人"を指名すること。この人（医師である必要はない）がスタッフから任されて，チームを育てていく中心となる。
- 患者の満足度を高めるために継続的な経過観察を行なうこと。
- 患者の入院期間を減らすことに役立つ介入方法を考案すること。
- 医療側の姿勢として，常に最新の緩和ケアの理念による方法をもって，文化的な面の変化をサポートし続けること。

　　（Oncology Watch, 2002）

　患者の治療に失敗してしまったと感じているような医療者にとって，治療的なモデルからサポート的なモデルにケアのパラダイムを移行させるという発想は起こりにくい。緩和ケアを実践していく人たちは，ケアチームのメンバー，患者，家族と情報を交換できるようにする。そうすることが，慢性疾患の最終段階にある患者に対して，症状管理およびQOLの問題点に重点的に取り組んでいく専門家を提供することになる。

病院の緩和ケアチームの価値は，介護する者と患者の双方にとって個人的な益があることに加えて，次に示す点があげられる。

- 的確なケアレベルに移行させることによって患者の入院期間が減少する
（例えば，集中治療室から緩和ケアのトレーニングを受けた看護師を伴って，外科あるいは腫瘍科へ）。
- 混乱，吐き気，不安，疲労感，嚥下および呼吸障害などの症状を手当てすることによって患者の満足度が高まる。

（Oncology Watch, 2003）

たとえ患者が積極的な療法と緩和ケアを併用していたとしても，患者にとって有益であるという事実は変わらない。緩和ケアは付加価値のある治療法のひとつとして考え出されており，急性期ケアを必要とするまで待たずに，より早い段階で症状管理に取り組むことによって有用となる（Whitecar et al., 2004）。

> **よく考えてみよう**
>
> 緩和ケアを実践する者は，常にかかりつけの担当医とケアチームの他のメンバーとともにケア方針を決定しなければならない。緩和ケアの介入は協働的であるべきであり，付加価値的なものであるべきである。さらに，長期にわたって関係をもってきた介護者や家族に取って代わるものではない。

2　事前指示書

緩和ケアの最も基本的な考え方のひとつとして，病気のある段階で，また，病気が進行した後で，自分がどうしたいのかを患者自身に決めさせるようにしていくということがある。"事前指示書"とは，患者が再起不能になったり，会話や意思決定ができなくなったりした場合に備えて，治療に関する患者の希望を示し，どのような措置を取るかを判断する代理人を指名することを可能にする方法である（Qaseem et al., 2008）。

事前指示書［91ページの訳者註参照］は生前遺言とも考えられている。様式はやや異なるが，意図は同じである。いずれの場合でも，予後不良で回復不能の状態にあるときに，どのような治療法に同意するのかを患者自身が表明するものである（例えば，栄養摂取，鎮痛薬，人工呼吸器）。また，判断ができなくなってしまったときのために，患者は事前指示書のなかで医療に関する意思決定をする人［医療代理人］を指名してもよい。さらに，経済的な決定ができなくなったときのために，それを任せる人を指示する書面もある。事前指示書に関する法的必要条件は州によって異なる。

重要，かつ，時として際どい問題まで踏み込んでしまうような事柄をまとめていくには，多くの時間を要し，感情的にもなる。事前指示書の作成に法的助けを求めるような公的な手段をとる患者もあれば，できるだけ簡単に割り切って取り組む患者もある。いずれにせよ，事前指示書を作成することによって，限りある期間のなかで終末期に臨む患者の気持ちをより軽くさせることができる。

5つの願い

フロリダに拠点を置く非営利団体の"尊厳ある人生（Aging with Dignity）"は5つの願い（2009）として知られている事前指示書を提供しており，http://www.agingwithdignity.org/five-wishes.php にて閲覧できる*。
　患者は次のことについて記録する。

1. 医療に関する判断ができなくなったときに自分に代わって意思決定をしてくれる人。
2. してもらいたい，あるいは，してもらいたくない医療行為の種類。
3. 心地よく過ごすためにして欲しいこと。
4. 皆に求めるケアの方法。
5. 愛する人たちに知ってもらいたいこと。

＊アメリカ法曹協会（The American Bar Association）の高齢者法律問題委員会（Commission on Low and Aging）および全米の終末期医療の専門家の協力を得て作成された日本語版の小冊子がウェブ上に掲載されている。
　http://www.agingwithdignity.org/catalog/nonprintpdf/Five_Wishes_Multi_Final_JP.pdf
　入手したい場合は，http://www.agingwithdignity.org/catalog/ から手続きを行なう。

3 症状管理

　慢性疾患を患っている患者の機能やQOLが低下したとき，患者と家族の双方に悲嘆と喪失感が生じることがある．患者が家族や友人と触れあい続けていけるように，患者のQOLを可能な範囲で最大なものにしていくには，症状管理が鍵となる．

　症状管理は慢性疾患をもつ患者のQOLに直結する．症状管理には，呼吸困難や痛みなどのような身体的なものと，不安や否認，あるいは精神的な苦痛などのような心理社会的なものがある．緩和ケアに携わる者は，患者に必要な身体的な側面を扱うだけでなく，容易にはみえてこない患者の私的な部分について，より多くより深く取り組むようにしていく覚悟が必要である．

　患者が自分の症状を述べることができる場合には，有害事象に対処するのはたやすい．痛みや不安を報告できない患者に対して，症状をコントロールすることは非常に難しい．また，他の障壁も存在する．嚥下能力の低下などのような疾患に関係した症状の治療では，治療の選択に限界がある．どのようなケースでも，治療の選択は患者の必要性に沿ったその患者個人に合わせたものとする．

(1) 身体症状

　慢性疾患をもつ患者のなかには，重い身体症状で苦しんでいる人がいる．がんを患う患者では，緩和ケアによる痛みのマネジメントが必要である．また，慢性閉塞性肺疾患などの呼吸器系疾患や慢性心不全などのような心臓疾患のある患者では，呼吸器が必要であり，呼吸苦［空気飢餓感］を避けるために積極的な治療によって対処しなければならない．緩和ケアに携わる者は，身体的に必要とするものの取り扱いを熟知し，さらに，痛みや呼吸困難，あるいは栄養補助剤に家族が対処できるようサポートする．

① 呼吸困難

　心不全や肺がんなどの慢性疾患においては，息切れや呼吸困難が発現することがある。病気が進行した場合，呼吸困難の発生率は 50～75 ％にまで増加する（Kuebler et al., 2002）。患者は呼吸困難を，息切れする，息苦しい，息が途切れるというように表現し，窒息感があると述べる。家族は，患者が息をしようともがくのを見てつらい思いをする。息切れ，不安，そして無力感という悪循環が患者と家族の両者に同じように生じる。事態が悪化すると，患者も家族もその症状をコントロールできないこと，症状が増悪すること，呼吸困難が起こることから両者の不安が煽られる。

　呼吸困難は患者の QOL および日常の活動に加わる能力に悪影響を及ぼすため，可能なかぎり呼吸困難をコントロールすることが重要である。有用となりえる治療を次に示す。

- **酸素投与**は，窒息感や息を整えることができないことに対処するために用いられている（Qaseem et al., 2008）。家庭用酸素を扱うほとんどの企業が，毎分 10L を超えて酸素を使用する製品を出していない。

- **モルヒネ**は，症状に対する知覚反応を鈍くさせるという点で効果的であることがある（Kuebler et al., 2002）。オピオイド初回患者では 4 時間ごとにモルヒネ 5～6 mg 以内で始め，オピオイド耐性をもつ患者では用量を増やして始めることが推奨される（Kuebler et al., 2002）。高齢患者では，オピオイド量を 25～50 ％減らし（McLennon, 2005），頻繁に観察をしながら始めるとよい。

- **抗不安薬**，例えばベンゾジアゼピンやフェノチアジンなどは，息切れが起こると不安が増強される患者に対して推奨されている。選択する薬剤の例を次に示す（Kuebler et al., 2002）。
    - ロラゼパム［ワイパックス®など］：4～6 時間ごとに 0.5mg，効果に合わせて調整

- ジアゼパム［セルシン®など］：不安が大きい患者の場合は速やかに5〜10mg，高齢者では2〜5mg
- プロメタジン［ヒベルナ®など］：4〜6時間ごとに12.5mg，必要に応じて，効果に合わせて調整

• ステロイドは慎重に用いなければならない。消化管障害や消化管出血，体液貯留を避けるように用量を考慮する必要がある（Kuebler et al., 2002）。
   - プレドニゾン［プレドニン®など］：1日に30〜50mg，高齢者では減量
   - デキサメタゾン［デカドロン®など］：1日に6〜8mgを3〜4回，高齢者では減量

• 気管支拡張剤は特定の疾患に対して用いる。

② 痛　み

緩和ケアを選択した患者の主要な目的のひとつは心地よさである。痛みがない患者もいるかもしれないが，痛みが起こる可能性がある

さらに詳しく

痛みに対する薬剤および治療的介入の詳細は，第3章，第7章を参照のこと。

ことは患者にとって好ましくないことであり，現に痛みがなくても患者は快適であることを望むものである。痛みをもった場合に，緩和をもたらす薬剤や治療・介入手段は多種多様に存在する。

痛みがある患者の緩和ケアでは，その多くが経口薬剤を服用する。オキシコドン＋アセトアミノフェンあるいはハイドロコドン＋アセトアミノフェンなど，薬剤を組み合わせて用いるが，アセトアミノフェンを毒性レベルに到達するほど増量させても痛みが変わらない場合や増強した場合には，投薬計画を変更する。その場合，適度な痛みの緩和を持続させるには，オキシコドンあるいはモルヒネなどの徐放薬を加え，短時間作用の鎮痛薬を減らすようにするとよい。

徐放性の鎮痛薬を用いている患者では，突出痛［61ページ参照のこと］に対し

> **よく考えてみよう**
>
> **オピオイド投与量の増加** 痛みが軽減されにくくなったと患者が訴えた場合には，患者が訴える痛みの強さと全身状態をもとにして，投与量を25〜100％増量させるのが標準的な方法である。激しい痛みに対しては，投与量を24時間内に50〜100％まで増量させることができる。通常，25％以下の増量は効果的ではない。痛みの減少が得られた時点，あるいは耐えがたい副作用が起こった時点が増量の最終地点である。高齢者では，用量を注意深く漸増し，副作用をしっかりと観察する必要がある（Whitecar et al., 2004）。

て，短時間作用の適した薬剤を処方することも重要である。高齢者では長期にわたってオピオイド薬の用量を変更しないで維持できることが研究によって示されている。長期間オピオイド療法というもので，毎日の服用を始めた後には，報告される痛みの程度が低く，増量させる必要性がほとんど生じない（Buntin-Mushock et al., 2005）。

オピオイド薬を長期間使用している患者では，その薬剤の痛み軽減作用に対して耐性が生じることがある。このような場合には，オピオイド薬の種類を変更することで痛みが軽減することが多い。

オピオイドローテンションを行なった患者の約50％が，痛みの軽減において臨床的な改善を示している（Mercandante & Bruera, 2006）。一般的な方法は，現在使用しているオピオイド薬と新規に替えるオピオイド薬で同等の鎮痛効果が得られる変更を行ない，後に新規オピオイド薬の用量を25〜50％まで減らすというものである（D'Arcy, 2007 ; Indelicato & Portnoy, 2002）。例えば，現在使用しているMSコンチンの1日あたりの総量が120mgとすると，新規に変更するオキシコンチンでは80mgに相当する。この新規の薬剤を40〜60mgの

> **さらに詳しく**
>
> オピオイドローテーションとは，臨床で用いられる言葉であり，痛みの軽減と副作用がより良いバランスになるまで，そのオピオイド薬に替わる他のオピオイド薬を試みること（Quigley, 2004 ; D'Arcy, 2007）。

> **骨痛／神経障害痛**
>
> **骨痛** 骨転移の結果に起こる骨痛は，パミドロネート［アレディア®など］などのビスホスホネート薬の点滴で治療される．パミドロネートの単回注入は，破骨細胞活性を長期間（数週間あるいは数ヶ月）抑制する．ストロンチウム 89 などの放射性医薬品は，高骨代謝回転部位に吸収され，また骨髄抑制を引き起こさないため，骨痛の軽減に有用である (Kuebler et al., 2002)．
>
> **神経障害痛** プラチナ製剤やビンカアルカロイド製剤による化学療法が，靴下・手袋型分布で手足を侵す神経障害痛を起こすことがある．このタイプの痛みを治療するには，神経障害痛に効果的な鎮痛補助薬が必要であり，オピオイド薬のみでは痛みを充分にコントロールできない．オピオイドあるいは非オピオイド系鎮痛薬と併せて，ガバペンチン，プレガバリン，あるいは抗うつ薬を用いるとさらなる痛みの軽減がもたらされ，神経障害痛による痛みも減少する．

用量で始めて，さらにその 25～50％まで減らすというものである．充分な痛みの緩和を維持するための打開策となる追加薬剤も必要である．

死期が近く，緩和ケアやターミナルケアを選択した患者では，痛みをコントロールするために，オピオイド薬の継続的な点滴に加えて抗不安薬などの補助薬を用いることがある（図 8-1 参照）．

③ 栄養必要量

慢性疾患をもつ患者は，高いエネルギー消費量を満たすために通常以上のカロリーを要する．例えば，肺疾患をもつ患者では，有効的に呼吸をするために要するカロリーを補わねばならないことから，より高いカロリーの摂取を必要とする．がん患者では，悪液質（肉体の消耗）あるいは拒食症（食欲減退）発症することがある (Kuebler et al., 2002)．慢性疾患の患者は消費に見合った栄養を要するため，このような状態に対する治療的介入としては，追加のカロリーを供給することに的を絞る．

栄養欠乏がある患者のために検討すべき提案を次に示す．

SUBURBAN病院
医療管理システム

鎮痛ケア 医師指示書

アレルギー _____

○を付けた特定の薬物を除き、薬局がジェネリック薬品を使用することを認めます。
オーダーするすべてのボックスにチェックしてください。オーダーにチェックがないと実行されません。

患者番号プレート _____

事前指示書
- □ 書面による事前指示書
- □ 事前指示書がない場合
特定されている代理人
　関　係 _____
　電話番号 _____

バイタルサイン/活動性
- バイタルサイン(血圧、心拍数、呼吸):□ _____ 時間毎
- □ _____ 時間毎 □ 起床時 □ 呼吸困難時
- 体温:□ _____ 時間毎 □ 起床時 □ 定時の体温測定中止
- 活動性:□ 動ける範囲で自由に □ 臥床 □ 離床

呼吸療法
- □ 酸素
  - 毎分 _____ L（鼻カニューレ）□ 呼吸困難時
  - □ F₁O₂加湿酸素マスク/カラー/Tピース
  - □ 100%リザーバーマスク □ 呼吸困難時
  - □ F₁O₂ベンチュリマスク □ 呼吸困難時
- □ 必要時に経鼻吸引

食事/水分補給
- □ 食事 _____
- □ 静脈栄養 _____ （チューブ栄養オーダーを参照のこと）
- □ 静脈ロック静注 □ 静注中止
- □ 経鼻胃管チューブ：□ 低圧持続吸引 □ 間歇的吸引

薬物
次の薬物を中止：_____
- □ すべての経口薬を中止（患者の嚥下能力が落ちたとき）

発熱
- □ Tylenol® (アセトアミノフェン) 650mg □ 経直腸 □ 坐薬 38℃以上時 □ 必要時 _____ 時間毎
- □ Motrin® (イブプロフェン) _____ 400mg □ _____ 時間毎 □ 必要時 または 坐薬 600mg _____ 時間毎 □ 必要時
- □ その他

不安/激越/情動不安
- □ Ativan® (ロラゼパム) □ 0.5mg □ 1mg □ 2mg 静注 毎時 _____ ml □ 必要時
- □ Ativan® (ロラゼパム) (1mg/ml) 静注 激越状態時 _____ 分毎に _____ ml 増量

痛み
- □ Percocet® (オキシコドン5mg/アセトアミノフェン325mg) □ 1tab □ 2tab 経口 _____ 時間毎 □ 突出痛時
- □ OxyContin® (オキシコドン徐放性) _____ mg 経口 _____ 時間毎
- □ OxyIR® (オキシコドン即放性) _____ mg 経口 突出痛時 □ 必要時
- □ MSIR® (モルヒネ即放性) _____ mg 経口 突出痛時 □ 必要時
- □ MS Contin® (モルヒネ徐放性) _____ mg 経口 _____ 時間毎
- □ モルヒネ溶液 □ 5mg □ 10mg 経口 □ 舌下 痛み、あるいは呼吸困難時 _____ 時間毎 □ 必要時
- □ 硫酸モルヒネ _____ mg 静注 痛み、あるいは呼吸困難時 _____ 時間毎 □ 必要時
- □ モルヒネ (1mg/ml) 持続点滴 (痛みのため)：オピオイド測定オーダーを参照のこと
- □ Dilaudid® (ヒドロモルフォン) _____ mg 経口 _____ 時間毎 □ 必要時
- □ Dilaudid® (ヒドロモルフォン) (1mg/ml) 持続点滴 (痛みのため)：オピオイド測定オーダーを参照のこと

□　ドレナージ
□　経鼻胃管チューブ／経口胃チューブ／栄養チューブを中止

相談・指導
□　ホスピスあるいは／および退院計画のための医療相談
□　痛み専門看護師
□　緩和ケア*　医師のオーダーが必要
□　パストラルケア［牧師や教師など，指導的立場の者からの心理ケア］
□　失禁介護専門看護師
□　栄養相談

衛生状態／その他の快適手段
□　快適さと皮膚ケアのために2時間毎および必要に応じた体位変換
□　ベッド上で“圧力軽減”の装置を作動
□　4時間毎の口腔ケア
□　毎日の排便状態の確認，必要時にかん腸または摘便
□　膀胱内カテーテル
□　深部静脈血栓症予防を中止
□　すべての検査および指先穿刺血糖値測定を中止
□　体重測定を中止
□　経皮酸素濃度（パルスオキシメーター）測定を中止
□　個室
□　家族面会無制限

その他 ＿＿＿＿＿＿＿＿＿＿＿＿＿＿＿＿

□　Duragesic®（フェンタニル）経皮パッチ　＿＿mg/時を72時間毎に貼り替え
□　Sublimaze®（フェンタニル）(5mcg/ml) 持続点滴（痛みのため）：オピオイド滴定オーダーを参照のこと

鎮痛補助薬
□　Decadron®（デキサメタゾン）＿＿mg　□経口　□静注　＿＿時間毎　□必要時
□　Toradol®（ケトロラク）□15mg　□30mg　静注　＿＿時間毎　□必要時（最大用量＿＿）

吐き気／嘔吐
□　Zofran®（塩酸オンダンセトロン）□4mg　□8mg　静注　＿＿時間毎　□必要時
□　Reglan®（メトクロプラミド）10mg　□経口　□静注　＿＿時間毎　□必要時
□　Phenergan®（塩酸プロメタジン）□12.5mg　□坐薬　□静注　＿＿時間毎　□必要時

その他　便秘など
□　Benadryl®（ジフェンヒドラミン）□25mg　□50mg　□経口　□静注　痒み時＿＿時間毎
□　Dulcolax®（ビサコジル）1坐薬　必要時
□　Senokot®（センナ）2錠　経口　必要時1日2回
□　かん腸　必要時

その他の薬剤（薬物名，用量，投与法を記載）
＿＿＿＿＿＿＿＿＿＿＿＿＿＿＿＿

署名	職	日時	氏名（楷書体）	署名	職	日時	氏名（楷書体）

医療記録カルテ

SUBURBAN 病院
医療管理システム
8600 Old Georgetown road
Gethesda, Maryland 20814
鎮痛ケア　医師指示書
様式 1-1150 (10/03)

図8-1　鎮痛ケア　医師の指示書

```
┌─────────────────────────────────────────────────────────────────────┐
│  ◈ SUBURBAN 病院                                                    │
│     医療管理システム                                                 │
│                                                                     │
│  鎮痛ケア　医師指示書                                                │
│  オピオイド静注点滴指示書                                            │
│  ┌──────────┬──────────────────┐                                    │
│  │ アレルギー │                  │                                    │
│  └──────────┴──────────────────┘         患者番号プレート            │
├─────────────────────────────────────────────────────────────────────┤
```

オピオイド：

☐ モルヒネ（1mg/ml）
☐ Dilaudid®（ヒドロモロホン）（1mg/ml）
☐ Sublimaze®（フェンタニル）（5mcg/ml）

オピオイド初回患者：

☐ ボーラス投与量 ＿＿＿＿＿＿ ml
　　推奨：　モルヒネ 2mg，Dilaudid® 0.5mg，フェンタニル 2.5mcg
☐ 持続注入量　毎時 ＿＿＿＿＿＿ ml
　　痛み評価　　☐ 15分毎に　　☐ 30分毎に　　痛みスコアが＜ 4（あるいは患者が耐えられるレベ
　　　　　　　　　　　　　　　　　　　　　　　　ル）になるまで評価する。
　　　　痛みスコアが＜ 4の場合は，変更なし。
　　　　痛みスコアが 4〜5の場合は，注入を＿＿＿＿＿＿mg 増量（25％増量を推奨）※
　　　　痛みスコアが 6〜7の場合は，注入を＿＿＿＿＿＿mg 増量（50％増量を推奨）※
　　　　痛みスコアが＞ 7の場合は，注入を＿＿＿＿＿＿mg 増量（100％増量を推奨）※
　　　　突出痛に対するボーラス投与量＿＿＿＿＿＿mg（持続注入量の 25％を推奨）※
　　　　※用量は看護師 2名で確認すること。
いったん痛みがコントロール（痛みスコアが＜ 4で患者が耐えられるレベルに）されたときには，4時間毎
および必要時に痛みの評価を継続すること。

オピオイド耐性患者：

　　　経口オピオイド用量を静注に換算＿＿＿＿＿＿＿＿＿＿＿＿＿＿＿※※
☐ ボーラス投与量 ＿＿＿＿＿＿ ml
☐ 持続注入量　毎時 ＿＿＿＿＿＿ ml
　　痛み評価　　☐ 30分毎に　　☐ 60分毎に　　痛みスコアが＜ 4（あるいは患者が耐えられるレベ
　　　　　　　　　　　　　　　　　　　　　　　　ル）になるまで評価する。
　　　　痛みスコアが＜ 4の場合は，変更なし。
　　　　痛みスコアが 4〜5の場合は，注入を＿＿＿＿＿＿mg 増量（25％増量を推奨）※※
　　　　痛みスコアが 6〜7の場合は，注入を＿＿＿＿＿＿mg 増量（50％増量を推奨）※※
　　　　痛みスコアが＞ 7の場合は，注入を＿＿＿＿＿＿mg 増量（100％増量を推奨）※※
　　　　突出痛に対するボーラス投与量　　　　mg（持続注入量の 25％を推奨）※※
　　　　※※用量は看護師 2名および薬剤師 1名で確認すること。
いったん痛みがコントロール（痛みスコアが＜ 4で患者が耐えられるレベルに）されたときには，4時間
毎および必要時に痛みの評価を継続すること。

署名	職	日時	氏名（楷書体）	署名	職	日時	氏名（楷書体）

図 8-1　（つづき）

- 食事および栄養補助食品について栄養士の意見を参考にすること。
- 患者には自分が好きな食べ物を選ぶように言うこと。
- 少量の食事を頻回に摂るように言うこと。
- 必要に応じて，高タンパク質栄養補助食品を用いること。

次に示す薬剤は食欲を刺激するために用いられる。ただし，患者によって有効性にはばらつきがある。

- 酢酸メゲストロール（Megace®［日本では未承認］）
- 副腎皮質ステロイド
- メトクロプラミド（Reglan®［日本ではプリンペラン®］）
- カンナビノイド

他の薬剤と同様に，高齢患者に用いた場合には，薬物間相互作用をしっかり見極め，注意深く用量調整を行なわなければならない。

"経腸栄養装置"を用いることに対する判断は常に議論あるところである。この介入手段を用いる前に，リスクと利点について患者や家族と入念に話し合う必要がある。"胃瘻チューブ"は必要とされる栄養を供給できるが，誤嚥性肺炎や下痢をもたらすことがある。悪液質のある患者では，経腸栄養は推奨できない（Kuebler et al., 2002）。しかし経腸栄養は，脳卒中などにより嚥下障害をもつ神経学的状態にある患者に対して必要な栄養を補給できる。また，食欲はあるが食べることに身体的な障壁をもつ，例えば頭頸部がんの患者などに対しても同様である。

(2) 心理社会的な症状

患者によっては，身体的などんな症状よりも心理社会的なケアの必要性が高いことがある。空回りしている家族関係，愛する人たちを残して旅立つことへの悲嘆，精神的苦痛，あるいは，無力感や絶望感からの抑うつ状態は，痛みよ

りも治療が難しいことがある。このような症状のある患者では、対処法や悲嘆に対するトレーニング受けた病院牧師、カウンセラー、心理士、ソーシャルワーカーによる複合的な取り組みが必要である。学際的アプローチによる症状管理を行なうことによって、患者と家族は目の前の問題を解決して良い方向に進むことができ、患者と家族の両者がともにより高いレベルのQOLを得ることができる。

① 抑うつ状態

能力低下や長期にわたる慢性疾患と日々苦闘している患者において、抑うつ状態はよく起こる症状である。抑うつ状態は、疾患としてみなされることは少なく、反応性あるいは状況的と考えられることが多い。必要に応じて、サポート、教育、薬物治療を受ければ、長期的には治まっていく傾向にある。

抑うつ状態を評価する標準的なツールを次にあげる。

- ベック抑うつ調査表（Beck Depression Inventory：BDI）　抑うつ状態のサブタイプを識別でき、抑うつ状態と不安を区別することができる、信頼性および妥当性のあるツール[*1]（Beck et al., 1988）。

- 高齢者用うつ尺度（Geriatric Depression Scale：GDS）　簡単な15項目の尺度から成る、高齢者の抑うつ状態をスクリーニングするツール[*2]（Brown et al., 2007）。

- 簡易症状評価尺度（Brief Symptom Inventory：BSI）　9つの下位尺度（例えば、抑うつ状態、不安、敵意など）をもったツールで、その下位尺度の長期にわたる変化を調べることができる[*3]（Long et al., 2007）。

[*1] 世界中で非常に多く使われている。日本語版もある。
[*2] もとは30項目（Yesavage JA, et al. Development and validation of a geriatric depression screening scale: A preliminary report. *Journal of Psychiatric Research* 17(1): 37-49, 1982）であったが、短縮版として15項目（Sheikh JI, Yesavage JA.

Geriatric Depression Scale (GDS): Recent evidence and development of a shorter version. *Clinical Gerontologist 5*(1-2): 165-173, 1986）が作成された。日本語版もある。
*3 Derogatis LR, Melisaratos N. The Brief Symptom Inventory: an introductory report. *Psychological Medicine 13*(3): 595-605, 1983

抑うつ状態の治療では，心理療法，カウンセリング，対処法，薬物療法，統合医療による手法，精神的なサポートなど，多面的な介入計画が必要である（Qaseem et al., 2008）。

> **臨床のヒント**
>
> 苦痛を終わらせるための選択肢のひとつとして自殺を考えることがある。緩和ケア患者に対する自殺の評価において，患者自身が症状をコントロールすることが不能であると感じるようになってしまっているかどうかを見極めることが重要である。

抑うつ状態の軽減に用いられる抗うつ薬を次にあげる。

- 選択的セロトニン再取り込み阻害薬（SSRI）　シタロプラム［日本では未承認］，フルオキセチン［日本では未承認］，パロキセチン［日本ではパキシル®など］，エスシタロプラムシュウ酸塩［日本ではレクサプロ®］，フルボキサミン［日本ではデプロメール®，ルボックス®など］，セルトラリン［日本ではジェイゾロフト®］

- セロトニン・ノルアドレナリン再取り込み阻害薬（SNRI）*　ベンラファキシン［日本では発売中止］，デュロキセチン［日本ではサインバルタ®］，デスベンラファキシン［日本では未承認］

    * SNRIはこのほか，ミルナシプラン（商品名ではトレドミン®など）などもある。

- ノルアドレナリン・ドパミン再取り込み阻害薬（NDRI）　塩酸ブプロピオン［日本では未承認］

    （Kuebler et al., 2002）

三環系抗うつ薬は，副作用の点で高齢者には推奨できない（Kuebler et al., 2002）。

オピオイド系薬剤と同様に，高齢患者に対して抗うつ薬の投与を始めた際には，注意深い診察と入念な評価が必要である。また，薬物相互作用を再検討する必要があり，患者の耐容性を確認するまで用量を調整しなければならない。

② 不　安

不安は，漠然とした心配あるいは心もとない感じと定義されており，しばしば不確実性や無力感を伴う（Kuebler et al., 2002）。不安の症状は静的ではなく，その範囲は，軽い障害から重度のもの，あるいはパニック発作まである。軽度の不安に対する症状のコントロールには，抗不安薬の頓用で充分である。重度のケースでは，薬剤のマネジメントに精神科の介入が必要である。がん，肺疾患，神経疾患の患者では，不安を起こすリスクが高い。

不安の治療や軽減に用いられる薬剤を次にあげる。

- ベンゾジアゼピン　ロラゼパム［日本ではワイパックス®など］，アルプラゾラム［日本ではコンスタン®，ソラナックス®など］，ジアゼパム［日本ではセルシン®など］

- 神経遮断薬　ハロペリドール［日本ではセレネース®など］

- 抗ヒスタミン剤　ヒドロキシジン［日本ではアタラックス®など］，ジフェンヒドラミン［日本ではレスタミンコーワ®など］

（Kuebler et al., 2002）

4　望ましい死

ある慢性疾患と診断された患者の多くは，その診断結果に漠然とした恐れを

抱くが，今後病気が自分の生命や自分に及ぶであろう影響のすべてを充分に理解しているわけではない。自分の生活に及ぶ影響を充分に理解すると，患者は順応したり，腹を立てたり，受け入れずに避けたり，妥協したりする。どのように対処するかにかかわらず，機能と QOL を維持していくための症状管理が，終末期ケアの中心となる。

患者はそのうちに「もしも……だったら，どうなる」と思いあぐね始める。良くなれたらどうなるか？　良くならなかったらどうなるか？　慢性疾患をもつ患者の大多数は，機能障害が増し，そのなりゆきは下り坂となっていく傾向にある。治療法や疾患の種類，病気になる前の健康状態，理学療法などの療法や健康を促進させることに参加する意欲によって機能障害の程度は異なる。高齢者は自分の状態を受け入れやすいかもしれないが，自立した生活や機能を脅かすものとして不安が強くなることもある。

一般的に患者は運動機能や自立能力の低下をよく嘆く［悲嘆する］ものである。家族のなかで自分にできることや役割を失うことが，高齢者に大きな動揺をもたらす。そのうちに，治ることを期待するよりも，自分の病気の症状をコントロールするという考え方になじみ始めていく。この経過をたどるのに数年を要する患者もあれば，数ヶ月の患者もある。どんなに長くかかろうとも，患者は最終的に"望ましい死"——痛みがなくて，すべての症状がコントロールできているような——を探し求めるようになる。

5　看護師の役割

看護師は患者とその家族の両者を助ける総合的な役割をもつ。患者と家族は，長期にわたって慢性疾患に立ち向かい，そのために肉体的エネルギーと精神的エネルギーを使い果たしてしまっていることを看護師は認めてあげなければならない。患者のケアを何年間もやってきた家族とともに患者のケアを行なうに

は，患者の生活のすべての側面にゆきわたることができるような特別な形の協力体制が必要である．表面には出てこない心理的なケアは，精神的な負担が大きいが，やりがいのあるものである．

　緩和ケアや終末期ケアを受けている患者に対してケアを行なう看護師は，じっくりと話を聞くこと，思いやりのあるコミュニケーションをとること，この2つが必須である．家族は，患者が何を好きで，何を好きでないのか，何が痛みに障るのか，また，何が不安を掻き立てるのかを看護師に語ることがある．家族というものは，患者の生活や興味に関するこまごまとした情報を共有しているものである．これらの情報の一つひとつに対して，注意深く聞き，思慮深く応答することが患者の"人間性"，つまりその人の存在の真髄を保持するために重要となる．

　心あるコミュニケーションをとるようにすることで，患者と家族の多種多様な関係をつかむことができる．コミュニケーションは，口頭によるものだけでなく，患者に触れたり動かしてあげたりするような身体的な関わりも含まれる．患者を大事に扱って心地良くさせることに打ち込んでいる専門家によって自分の家族がケアを受けていることを知ると，家族は安心する．

　診断や予後，検査結果や治療の選択について，家族が看護師に繰り返し尋ねることがある．このような内容について患者や家族と話し合うことをしぶる看護師がいるが，家族側からは，こういう話し合いが安心をもたらし，自分たちにとって非常に重要な情報をもたらしてくれるという報告がある．治療法がほとんどないときには，こういったコミュニケーションが，看護師として患者と家族への恵みとなる．

　コミュニケーション技術の上達には，ロールプレイ［役割演技］による練習を行なうとよい．一人が患者あるいは家族の役を演じ，もう一人が患者のケアをしている看護師の役を行なう．ほかの看護師が患者や家族の質問にどのよう

に答えるのかをよく観察すると，それが患者と実際に会話するときのための準備となり，大いに役立つ。

6　まとめ

　緩和ケアは，慢性疾患に伴う症状を管理していくものである。QOLを維持するためには，事前指示書を作成して終末期に備えること，および，緩和ケアを早い時期に行なうことが重要である。緩和ケアは看護師による専門的な介入が必須であり，優れたコミュニケーション・テクニックをもって，症状管理や心理的・精神的ケア，さまざまな治療の選択肢を提供することが，患者が探し求める"望ましい死"を見出す助けとなるであろう。

■ ケース・スタディ

　サリー・シムズは慢性心不全を患っている78歳の患者である。彼女の心駆出率は徐々に低下してきており，現在は20％である。息切れと体液うっ滞のために入院を繰り返してきた。毎回，利尿薬を与えられて退院するが，結局は息切れのために再び入院する。彼女の夫は，妻の状態が悪化していることを心配している。サリーも夫もともにサリーが自宅で過ごせるようにしたいと思っているが，症状をコントロールすることがとても難しくなっている。2人は，QOLを維持して自宅で過ごせるようにするために何か助けになるようなサービスがあるのかどうかを尋ねている。

　彼女は心不全に加えて，変形性関節症，糖尿病，高血圧を患っている。彼女は事前指示書を作成し，夫を医療的判断の代理人に指名している。また，彼女は蘇生措置を受けることを望んでおり，必要であれば栄養補給を受け，寿命を短くしてしまう可能性があったとしても，快適な状態を保つに充分な鎮痛薬を受けたいと表明している。病気が進行しても，サリーが夫とともに自宅で過ごせるような症状管理ができるかどうかを判断するために，担当医は緩和ケアの専門医にサリーを診てもらうよう依頼した。

　退院計画において，サリーはとても協力的であることから，ケアチームと家族はミーティングを行なった。退院前のサリーのためにケアチームが導入する介入を次にあげる。

- サリーが用いてきた栄養補助食品や食生活を評価するための栄養相談。低塩と糖尿病食の必要性について，サリーと夫の両者に教育を行なう。
- 夜間の呼吸が楽になるように家庭用酸素を用意する。
- サリーの変形性関節症の痛みに有用である適切な鎮痛薬を用いる。息切れを起こしたときの不安に対しては抗不安薬を処方する。
- 呼吸が辛くなったときには，その緩和に役立つリラクセーション法や瞑想法を試みるようサリーに同意してもらう。

- サリーと夫は，もはや礼拝に出席することはできないが，日曜礼拝を聞くことができるように電話を介した中継を整備する。
- 在宅訪問看護を頼み，定期的な経過観察を行ない，体重，血圧，血糖値などを測定する。
- サリーのケアをしている夫が定期的に休めるようにボランティアサービスに連絡をして，夫がこれまで参加できなかった地元団体の毎月の会合に友人たちとともに参加できるようにする。

　サリーの病状が進行し，酸素吸入が常時必要となっても，このような方法で自宅で過ごすことができ，彼女に残された日々を夫とともに楽しむことができる。

練習問題

1　サリーの病状において，彼女はより早い時期に緩和ケアを受けるべきか？緩和ケアの早期の介入はどのような益をもたらすだろうか？

2　その他，どのような選択肢がサリーの慢性疾患の治療に役立つであろうか？

3　この章で論じられている薬剤や手法を用いて，サリーに対する包括的な薬物およびケアのプランを作成してみよ。

4　事前指示書の必須要素は何か？

5　看護師として，サリーに対する効果的なケアもたらすために，どのようなタイプの介入，どのような関わり方が必要か？

看護師の役割とナース・プラクティショナー

　本書を読むと，看護師が，痛み治療においてだけでなく，医療全体のなかで特に重要な役割を担っていることを痛感するのではないかと思う。アメリカでは，ナース・プラクティショナー（診療看護師）という，より専門性の高い看護師がおり，日本とは制度や状況が異なっている。本書の著者も，このナース・プラクティショナーである。

　1960年代のアメリカでは，特に僻地において，内科医や家庭医が不足していたため，小児ケアやウィメンズケアなどの領域で，看護師の役割を拡大させようとする動きがあった。1965年にコロラド大学でナース・プラクティショナーの養成が初めて開始され，現在では50州でその制度が取り入れられている。

　その資格取得には，看護学校で学士を取得し，さらに修士号または博士号の専門教育を受けることが要求される。大半のナース・プラクティショナーは，すでに登録看護師＊ではあるが，州によっては，ナース・プラクティショナーとして働くにはそのための資格試験が課される。全米で2012年現在15万人がナース・プラクティショナーとして登録されている。

　ナース・プラクティショナーに認められている医療行為として，初期症状の診断から治療，投薬までほぼ医師と同様に行い，自身で診療所を開設することもでき，現在アメリカ国内に約1万の診療所がある。

　アメリカは，歴史的に"自助の精神"を尊重するため，これまでは基本的に医療においても個人生活への介入を避ける方針であった。公的保険制度として，高齢者は障害者向けの「メディケア」と，低所得者向けの「メディケイド」があるだけで，ほとんどは民間の医療保険が主体である。アメリカの高齢者にとっては，自立の精神を維持するために，最後まで住み慣れた自宅やコミュニティでの生活を続けるのが理想ではあるものの，現実には不可能なことが多く，介護施設で最期を迎える人が多いのが現状である。

　この問題に対して，在宅介護と地域拠点の医療ケアとを合わせた包括的サービスを効率的に提供するねらいで，新たな試みが行われている。ペース（PACE：Program for All-Inclusive Care for Elders，高齢者のための包括的ケア・プログラム）と呼ばれる取り組みである。現在，全米で30州以上に広がっているが，このプログラムでも，ナース・プラクティショナーが活動の中心になり，医師，ソーシャル・ワーカー，作業療法士，栄養士，補助看護師，送迎運転手などの多職種連携チームが編成されて，訪問看護と地域のケア施設で医療サービスを提供している。

　アメリカの医療状況のなかでのナース・プラクティショナーの役割は，このように現在非常に大きなものになっており，日本でも2008年から大分県立看護科学大学大学院で老年と小児のナース・プラクティショナー養成教育が始められ，2011年には日本NP協議会が初の「NP資格認定試験」を実施した（NP：診療看護師）。しかしながら，まだ法制化されていないのが現状である。

（波多野）

　＊registered nurse（RN）：2年制の短大での教育を受けると受験資格があり，州のRN資格試験に合格すると診療所で働くことができる。病院でhospital nurseとして働くには，大学で1年の教養と2年の専門教育を受けてから，州のRN資格試験に合格する必要がある。

日本で高齢者の痛みケアに携わる人にむけて

「痛みのマネジメントを受けるのは基本的人権である」

　これは 2010 年に国際疼痛学会（IASP）において提唱されたものです[1]。近年，痛みのマネジメントの重要性が国際的に議論され，あらためて認識されつつあります。そういったなかで，ペインクリニックを専門に開業している立場から，医療者・介護者あるいはその職業を志す方々が，患者さんと接する際にお役に立てるのではないかと日常の臨床で感じていることを述べたいと思います。

痛みの治療のリスクマネジメント

　薬物治療を例にあげますと，日本においては 2010 年に強オピオイドであるフェンタニル貼付剤の非がん性疼痛に対する適応が拡大されました。また神経障害性疼痛に適応のあるプレガバリン，がん疼痛に適応のあるトラマドールが処方可能となりました。2011 年には弱オピオイドとされるブプレノルフィン経皮吸収型製剤やトラマドール塩酸塩／アセトアミノフェン配合錠など，新しい薬剤が登場し，痛み治療における選択肢が広がっています。一方，高齢者の痛み，特に慢性痛に関しては薬物治療単独で治療することは困難であり，精神心理学的治療，神経ブロック治療，リハビリテーションなどの学際的な治療をもってしてもすべての問題を解決するのは容易ではありません。日常診療，介護の現場において，薬を投与しても，注射しても，あるいは優しく声をかけて付き添い，背中をさすってもなお，患者さんが痛みを訴え，私たち医療者・介護者が振り回されたり途方に暮れたりする，ということは誰しも経験することでしょう。

加えて社会的側面にも考慮しなければなりません。前述したとおり薬物治療の選択肢は広がりました。本文中にも述べられていたように，米国では医療用麻薬の乱用が大きな問題となっており，安易に医療用麻薬を処方することは慎むべきとされています（第3章）。しかしそれに加えて日本特有の別の注意すべきポイントもあります。それはよくいわれる"オピオイドに対する理解の深浅"という面ではありません。薬剤には副作用のリスクがある，ことに対する認識です。オピオイドの場合，副作用による眠気やめまいで転倒したことを想定してみましょう。打撲のみならず骨折でもしようものなら，特に高齢の患者さんのQOLは一気に低下します。あるいは便秘に対して適切な対応ができないと腸閉塞になる危険があります。これも患者さんの命に関わる重大なことです。同時に，医療従事者あるいは介護者が糾弾されるリスクもあるのです。極端なことをいえば，痛みで命を落とすことはありませんが，副作用で命を落とすリスクはある，ということです。痛みのマネジメントをする際には，つまり，痛みをなくすには，医療・介護を受ける側，行なう側の双方にリスクを伴うことを忘れてはなりません。

　このリスクをマネジメントするにはどうするべきでしょうか。答えから先に述べます。それはコミュニケーション＝観察です。医療・介護に従事する場合，いろいろなきっかけで患者さんに話しかけることができます。お店にふらりと入ってきたお客に話しかける場合とは異なります。お店の場合，買い物に来たのか，下見に来たのか，あるいはただの時間つぶしに来たのかわかりません。そういったお客に声をかけるのは容易ではないでしょう。一方，医療や介護の現場においては，患者さん，そして私たちの目的は一つです。患者さんのQOLを上げること。「痛みはどうですか」「気分はいかがですか」「夕食は食べられましたか」などと声をかけるきっかけはいくらでもあるのです。訪室，配膳・下膳，環境整備。あらゆるタイミングで，そのときの表情，顔色，話し方などを観察し異常を察知することができる，はずです。決して複雑なことでも困難なことでもありません。人として当たり前に接していればいろいろなことに気づくことができます。この"気づき"を意識すること。「昨日までとは違う，かも」「新しい薬を飲む前と比べて違う，かも」というセンサーを働かせ

ることで早期に変化・異常を察知でき，患者さんの，そしてあなた自身のリスクマネジメントができるのです．

ゴール設定と評価

　（極端かつ乱暴との謗りを承知して）筆者が臨床を鑑みたうえで本書の要点をまとめると"Pain goal（痛み治療のゴール設定）"と"If pain is not assessed, it cannot be treated（痛みの評価なくして痛みの治療はできない）"（いずれも第2章）の2つに集約されるのではないでしょうか．

　すなわち，痛みの治療目標の設定．そしてその目標に近づくために観察し，評価してそれに対応すること，を繰り返し行なっていくのです．最大のゴール＝目標としては，患者さんの痛みを取り除き，笑顔で過ごせるようにすることです．しかしながら，本書においても述べられているとおり，それは決して容易ではなく，一朝一夕に達成できるわけでもありません．だからといって，いつまでも時間をかけていては，患者さんのQOLの低下，体力低下に拍車がかかるだけです．個別性を考慮して，その患者さんに合わせた目標設定が重要となります．そして，（認知障害を有する場合には，さらにいっそう困難となりますが）患者さんとともに，具体的かつ到達可能な短期目標を設定し，それに対してプランを立て，痛みのマネジメントを行ないます．常に観察してそのつど評価し，そしてその評価に基づいて，目標に近づくためにどう対応するのか．短期目標の積み重ねによってしか，最終目標を達成することはできないのです．

　新たに薬物治療が開始された場合には頻繁に観察し，声をかけ，ちゃんと期待する効果が得られているのか，あるいは副作用が出現していないかを確認します．効果が得られていれば継続するし，効果不十分であれば投与量の増加を検討する必要があります．副作用がある場合には投与量の減量ないし中止をしなければなりません．いずれにしても頻回に訪室する必要があります．これは何を意味するのでしょうか．つまり，繰り返しになりますが，観察であり，コミュニケーションが大切ということに他なりません．医療や介護とは，人を相

手にする仕事です。コミュニケーションなくしては成り立ちません。観察して，評価してそのつど対応する，という作業を繰り返し繰り返し行なうのです。これは地味な作業ではありますが，医療・介護の"基本"であり"当たり前"のことです。"当たり前のこととしてやらなければならないこと"をいかに妥協せずに着実に実行するのか。これだけが，短期目標を達成し，長期目標に近づく唯一の方法なのです。裏を返せば，当たり前のことをしていれば自ずと目標に近づくのです。

本書が読者の皆さんの臨床現場に活かされ，痛みに苦しむ患者さんの役に立てることができるならそれにまさる喜びはありません。　　　　　　（熊谷）

1) Cousins, M. J., Lynch, M. E., The Declaration Montreal: access to pain management is a fundamental human right. *Pain 152*, 2011, 2673-2674.

訳者あとがき

　本書は，イボンヌ・ダーシィ（Yvonne D'Arcy）著，*How to Manage Pain in the Elderly*（Sigma Theta Tau International, 2010）の全訳である。著者であるダーシィ氏は，痛み専門の看護師であり，アメリカのなかでも痛みの診療が熱心に行なわれている病院で診療に携わっている。そのかたわら，彼女は痛みの教育と痛みケアの質向上を目的として，各地で精力的に講演活動を行なっている。さらに，実用的なハンドブックなども多数著しており，彼女の著書はアメリカにおいて高く評価され，賞を受賞したものもある。

　痛みの診療では，痛みがある部分だけでなく，痛みによって二次的三次的に起こっている（または起こる可能性のある）ことを評価する必要があり，患者に接する時間が長い看護師や療法士，そして介護に携わる人たちの役割は大きい。本書は，患者の全体像を捉える看護師ならではの目線で書かれており，評価において注意すべき点などもきめ細やかに配慮され，具体的な実践方法もわかりやすく述べられている。

　社会の高齢化は深刻な問題であるが，アメリカよりもはるかに高齢化が進んでいる日本は今や危機的状況を迎えているといえる。そして，痛みの問題は高齢者に必ずといってよいほどにつきまとう。「高齢だから痛みがあるのは当たり前」ではなく，患者一人ひとりの痛みに向き合っていかねばならない。それには，医療の現場だけでなく，介護の場においても，「痛み」のことを学んでおく必要があるが，残念ながら今のところ本邦には高齢者の痛みに特化した書物は見あたらない。本書が高齢者のケアにあたる人たちの助けとなって，より良いケアを提供することができるよう願っている。

　本書出版のプロジェクトは，2010年に原著が発売されたと同時にスタートした。当初の計画では，故熊澤孝朗先生（名古屋大学名誉教授，元愛知医科大学医学部痛み学（ファイザー）寄附講座教授）が監訳者であったが，プロジェクト開始直

後に惜しくも急逝されてしまったため，熊澤先生からの信頼が厚かった波多野敬先生と熊谷幸治郎先生に監訳をお願いした。アメリカでの診療経験をおもちで，日々多数の外国人の診療をされている波多野先生には，その事情通としてgeneral medicine の観点からみていただいた。痛みの専門医（ペインクリニシャン）であり，痛みの鑑別と痛みの治療に対して抜群のテクニックをおもちの熊谷先生には，その専門的立場からみていただいた。おふたりとも非常にご多忙であるにもかかわらず，快くお引き受けくださり，拙訳を細かくチェックいただいたことに深く感謝している。監訳とは別に，波多野先生には，解説が必要な点についてコラム（「プラセボ（プラシーボ）について」，「看護師の役割とナース・プラクティショナー」）を書いていただいた。熊谷先生には，日常の診療を通して感じて（考えて）おられることを執筆いただいた（巻末「日本で高齢者の痛みケアに携わる人にむけて」）。

　熊澤先生が亡くなられたことに始まり，本書出版までに公私ともにさまざまなできごとがあり，当初の出版計画よりも1年以上も遅らせてしまった。その原因のひとつに両親の病があったが，はからずもこのことが日本の医療現場における痛みの取り扱いについて再認識する機会となり，病院間あるいは医療者間で痛みの知識に大きな格差があることに気づかされた。これは，学校教育のなかでの痛みの教育が充分に行なわれていないことを表しており，結局は個人で学ぶしかないというわが国の現状を示していると思われる。

　真の痛みのコントロールとは，まずは医療者が思い込みをもたず，患者の全体像をとらえたうえで痛みをきちんと鑑別して，その状態に適した薬物を使用し，投与量を調整しながら患者を注意深く観察し，患者とよく話し合って，きめ細やかに完成していくものである。また，栄養の管理も重要である。高齢者はいったん体力が落ちると回復に時間がかかる，あるいは回復できない。「痛みは軽くなったようだが寝たきりになってしまった」ということが起こらぬよう，全身状態への配慮は重要である。医療や介護に携わる方々には，ぜひとも本書を参考にして，日本における痛みのマネジメント（取り扱い）を質的なレベルで向上できるように努めていただきたい。

最後に，名古屋大学出版会および担当者である林有希氏には辛抱強くお待ちいただいたことを深く感謝している。出版までの間，さまざまな面で応援をくださった佐藤元彦先生（愛知医科大学医学部生理学教授）および岩瀬敏先生（同），また，痛みの科学だけでなく，科学的な考え方を厳しく教えてくださった故熊澤孝朗先生に心より感謝する。私の仕事をいつも応援してくれて，本書の出版を楽しみにしていたにもかかわらず，本を手に取ることができなかった母に感謝してやまない。

2013年5月　　　　　　　　　　　　　　　　　　　　　訳者　山口佳子

参考文献

第1章

American Geriatrics Society (AGS). (2002). The management of persistent pain in older persons. *Journal of the American Geriatrics Society, 50*, S205-S224.

American Health Care Association (AHCA). (n.d.). *Nursing home statistics*. Retrieved 17 September 2009 from http://www.efmoody.com/longterm/nursingstatistics.html

American Pain Society (APS). (2009). *Principles of analgesic use in the treatment of acute and cancer pain* (6th ed.). Glenview, IL : American Pain Society.

Bruckenthal, P., & D'Arcy, Y. (2007). Assessment and management of pain in older adults : A review of the basics. *Topics in Advanced Practice Nursing eJournal, 2007*(1). Retrieved 17 September 2009 from http://www.medscape.com/viewarticle/556382

D'Arcy, Y. (2007). *Pain management : Evidence-based tools and techniques for nursing professionals*. Marblehead, MA : HcPro.

D'Arcy, Y. (2009a). Be in the know about pain management. *The Nurse Practitioner Journal, 34*(4), 43-47.

D'Arcy, Y. (2009b). Overturning barriers to pain relief in older adults. *Nursing, 39*(10), 32-39.

Hadjistavropoulos, T., Herr, K., Turk, D. C., Fine, P. G., Dworkin, R. H., Helme, R., et al. (2007). An interdisciplinary expert consensus statement on assessment of pain in older persons. *Clinical Journal of Pain, 23*(1), S1-S43.

McLennon, S. M. (2005). *Persistent pain management*. University of Iowa Gerontological Nursing Interventions Research Center. Retrieved 3 August 2009 from http://www.guideline.gov

Smeltzer, S., Bare, B., Hinkle, J., & Cheever, K. (2007). *Brunner & Suddarth's textbook of medical surgical nursing* (11th ed.). Philadelphia : Lippincott Williams & Wilkins.

St. Marie, B. (Ed.) (2002). *Core curriculum for pain management nursing*. Philadelphia : W. B. Saunders.

第2章

American Geriatrics Society (AGS). (2002). The management of persistent pain in older persons. *Journal of the American Geriatrics Society, 50*, S205-S224.

American Pain Society (APS). (2009). *Principles of analgesic use in the treatment of acute and cancer pain* (6th ed.). Glenview, IL : American Pain Society.

American Society for Pain Management Nursing (ASPMN). (2009). *Core curriculum for pain management nursing*. Philadelphia : Saunders.

Bruckenthal, P., & D'Arcy, Y. (2007). Pain in the older adult. *Topics in Advanced Practice eJournal*. Retrieved 1 April 2008 from http://www.medscape.com

Chok, B. (1998). An overview of the visual analogue scale and the McGill pain questionnaire.

Physiotherapy Singapore, 1(3), 88-93.
Dahl, J., & Kehlet, H. (2006). Postoperative pain and its management. In McMahon, S. B., & Koltzenburg, M. (Eds.), Wall and Melzack's textbook of pain (5th ed.). Philadelphia: Churchill Livingstone.
D'Arcy, Y. (2003). Pain assessment. In Iyer, P. (Ed.), *Medical-legal aspects of pain and suffering*. Tucson, AZ: Lawyers and Judges Publishing Company.
D'Arcy, Y. (2007a). What's the diagnosis? *American Nurse Today, 1*, 4.
D'Arcy, Y. (2007b). *Pain management: Evidence-based tools and techniques for nursing professionals*. Marblehead, MA: HcPro.
Daut, R. L., Cleeland, C. S., & Flannery, R. (1983). Development of the Wisconsin brief pain questionnaire to assess pain in cancer or other diseases. *Pain, 17*, 197-210.
Feldt, K. S. (2000). The checklist of non-verbal pain indicators (CNPI). *Pain Management Nursing, 1*(1), 13-21.
Feldt, K. S., Ryden, M. B., & Miles, S. (1998). Treatment of pain in cognitively impaired compared with cognitively intact older patients with hip fractures. *Journal of the American Geriatrics Society, 46*, 1079-1085.
Ger, L., Ho, S., Sun, W., Wang, M., & Cleeland, C. (1999). Validation of the brief pain inventory in a Taiwanese population. *Journal of Pain and Symptom Management, 18*(5), 316-322.
Gordon, D., Pellino, T., Miaskowski, C., McNeill, J. A., Paice, J., Laferriere, D., et al. (2002). A 10-year review of quality improvement monitoring in pain management: Recommendations for standardized outcome measures. *Pain Management Nursing, 3*(4), 116-130.
Gracely, R. H. (1992). Evaluation of multi-dimensional pain scales. *Pain, 48*(3), 297-300.
Graham, C., Bond, S., Gerkovich, M., & Cook, M. (1980). Use of the McGill pain questionnaire in the assessment of cancer pain: Replicability and consistency. *Pain, 8*, 377-387.
Hadjistavropoulos, T., Herr, K., Turk, D. C., Fine, P. G., Dworkin, R. H., Helme, R., et al. (2007). An interdisciplinary expert consensus statement on assessment of pain in older persons. *Clinical Journal of Pain, 23*(1), S1-S43.
Herr, K. A., & Mobily, P. (1993). Comparison of selected pain assessment tools for use with the elderly. *Applied Nursing Research, 6*(1), 39-46.
Herr, K., Bjoro, K., & Decker, S. (2006). Tools for assessment of pain in nonverbal older adults with dementia: A state-of-the-science review. *Journal of Pain and Symptom Management, 31*(2), 170-192.
Jensen, M. P. (2003). The validity and reliability of pain measures in adults with cancer. *Journal of Pain, 4*(1), 2-21.
Joint Commission on Accreditation of Healthcare Organizations. (JCAHO; 2000). *Pain assessment and management: An organizational approach*. Oakbrook Terrace, IL: JCAHO.
Joint Commission on Accreditation of Healthcare Organizations (JCAHO; 2005, October). Focus on five: Preventing patient controlled analgesia overdose. *Joint Commission Perspectives on Patient Safety*.
Klepstad, P., Loge, J. H., Borchgrevink, P. C., Mendoza, T. R., Cleeland, C., & Kaasa, S. (2002).

The Norwegian brief pain inventory questionnaire: Translation and validation in cancer pain patients. *Journal of Pain and Symptom Management, 24*(5), 517-525.

Lane, P., Kuntupis, M., MacDonald, S., McCarthy, P., Panke, J. A., Warden, V., et al. (2003). A pain assessment tool for people with advanced Alzheimer's and other progressive dementias. *Home Healthcare Nurse, 21*(1), 32-37.

McDonald, D. D., & Weiskopf, C. S. A. (2001). Adult patients' postoperative pain descriptions and responses to the short form McGill pain questionnaire. *Clinical Nursing Research, 10*(4), 442-452.

McIntyre, D. L., Hopkins, P. M., & Harris, S. R. (1995). Evaluation of pain and functional activity in patellofemoral pain syndrome: Reliability and validity of two assessment tools. *Physiotherapy of Canada, 47*(3), 164-170.

Melzack, R. (1975). The McGill pain questionnaire: Major properties and scoring methods. *Pain, 1*, 277-299.

Melzack, R. (1987). The short form McGill pain questionnaire. *Pain, 30*, 191-197.

Mystakidou, K., Parpa, E., Tsilika, E., Kalaidopoulou, O., Georgaki, S., Galanos, A., et al. (2002). Greek McGill pain questionnaire: Validation and utility in cancer patients. *Journal of Pain and Symptom Management, 24*(4), 370-387.

Radbruch, L., Liock, G., Kiencke, P., Lindena, G., Sabatowski, R., Grond, S., et al. (1999). Validation of the German version of the brief pain inventory. *Journal of Pain and Symptom Management, 18*(3), 180-187.

Raiche, K. A., Osborne, T. L., Jensen, M. P., & Cardenas D. (2006). The reliability and validity of pain interference measures in persons with spinal cord injury. *Journal of Pain, 7*(3), 179-186.

Staats, P. S., Argoff, C., Brewer, R., D'Arcy, Y., Gallagher, R., McCarberg, W., et al. (2004). Neuropathic pain: Incorporating new consensus guidelines into the reality of clinical practice. *Advanced Studies in Medicine, 4*(7B), S542-582.

Tan, G., Jensen, M. P., Thornby, J. I., & Shanti, B. F. (2004). Validation of the brief pain inventory for chronic non-malignant pain. *Journal of Pain and Symptom Management, 5*(2), 133-137.

Tittle, M. B., McMillan, S. C., & Hagan, S. (2003). Validating the brief pain inventory for use with surgical patients with cancer. *Oncology Nursing Forum, 30*(2), 325-330.

Weiner, D., Herr, K., & Rudy, T. E. (Eds.). (2002). *Persistent pain in older adults: An interdisciplinary guide for treatment.* New York: Springer.

Wilkie, D. J., Savedra, M. C., Holzemer, W. L., Tesler, M. D., & Paul, S. M. (1990). Use of the McGill Pain Questionnaire to measure pain: A meta-analysis. *Nursing Research, 39*(1), 36-41.

Williams, V. S. L., Smith, M. Y., & Fehnel, S. E. (2006). The validity and utility of the BPI interference measures for evaluating the impact of osteoarthritis pain. *Journal of Pain and Symptom Management, 31*(1), 48-57.

第3章

Adams, M., & Abdieh, H. (2004). Pharmokinetics and dose proportionality of oxymorphone extended release and its metabolites: Results of a randomized crossover study. *Pharmacotherapy, 24*(4), 468-476.

Adams, M., Pienaszek, H., Gammatoni, A., & Abdieh, H. (2005). Oxymorphone extended release does not affect CVP2C9 or CYP3A4 metabolite pathways. *Journal of Clinical Pharmacology, 45,* 337-345.

American Academy of Pain Medicine (AAPM), American Pain Society (APS), and American Society of Addiction Medicine (ASAM). (2001). *Advocacy. Definitions related to the use of opioids for the treatment of pain.* Retrieved 12 November 2009 from http://www.ampainsoc.org/advocacy/opioids2.htm

American Geriatrics Society (AGS). (2002). The management of persistent pain in older persons. *Journal of the American Geriatrics Society, 50,* S205-S224.

American Geriatrics Society (AGS). (2009). Pharmacological management of persistent pain in older persons. *Journal of the American Geriatrics Society, 57,* 1331-1346.

American Pain Society (APS). (2009). *Principles of analgesic use in the treatment of acute and cancer pain* (6th ed.). Glenview, IL: American Pain Society.

Antman, E. M., Bennett, J. S., Daugherty, A., Furberg, C., Roberts, H., & Taubert, K. A. (2007). Use of nonsteroidal anti-inflammatory drugs. An update for clinicians. A scientific statement from the American Heart Association. *Circulation, 115*(12), 1634-1642.

Bennett, J. S., Daugherty, A., Herrington, D., Greenland, P., Roberts, H., & Taubert, K. A. (2005). The use of nonsteroidal anti-inflammatory drugs (NSAIDs): A science advisory from the American Heart Association. *Circulation, 111,* 1713-1716.

Berry, P., Covington, E., Dahl, J., Katz, J., & Miaskowski, C. (2006). *Pain: Current understanding of assessment, management, and treatments.* Reston, VA: National Pharmaceutical Council, Inc.

Bruckenthal, P., & D'Arcy, Y. (2007). Assessment and management of pain in older adults: A review of the basics. *Topics in Advanced Practice Nursing eJournal, 7*(1). Retrieved 13 July 2009 from http://www.medscape.com/viewarticle/556382

Capone, M. L., Sciulli, M. G., Tacconelli, S., Grana, M., Ricciotti, E., Renda, G., et al. (2005). Pharmacodynamic interaction of naproxen with low-dose aspirin in healthy subjects. *Journal of the College of Cardiology, 45,* 1295-1301.

Catella-Lawson, F., Reilly, M. P., Kapoor S. C., Cucchiara, A. J., DeMarco, S., Tournier, B., et al. (2001). Cyclooxygenase inhibitors and the antiplatelet effects of aspirin. *New England Journal of Medicine, 345,* 1809-1817.

Chou, R., Fanciullo, G., Fine, P., Adler, J., Ballantyne, J., Davies, P., et al. (2009). Opioid treatment guidelines: Clinical guidelines for the use of chronic opioid therapy in chronic noncancer pain. *Journal of Pain, 10*(2), 113-130.

Dahl, J., & Kehlet, H. (2006). Postoperative pain and its management. In McMahom, S. B., & Koltzenburg, M. (Eds.), *Wall and Melzack's Textbook of Pain* (5th ed.). Philadelphia: Churchill Livingstone.

Dalton, J. A., & Youngblood, R. (2001). Clinical application of the World Health Organization analgesic ladder. *Journal of Intravenous Nursing, 23*(2), 118-124.

D'Arcy, Y. (2007). *Pain management : Evidence-based tools and techniques for nursing professionals*. Marblehead, MA : HcPro.

D'Arcy, Y. (2008). Pain in the older adult. *The Nurse Practitioner, 33*(3), 19-24.

Fine, P., & Portnoy, R. (2007). *A clinical guide to opioid analgesia*. New York : Vendome Group.

Horgas, A. (2003). Pain management in elderly adults. *Journal of Infusion Nursing, 26*(3), 161-165.

Huffman, J., & Kunik, M. (2000). Assessment and understanding of pain in patients with dementia. *The Gerontologist, 40*(5), 574-581.

Jage, J., & Bey, T. (2000). Postoperative analgesia in patients with substance use disorders : Part 1. *Acute Pain, 3*(3), 140-155.

Karani, R., & Meier, D. (2004). Systematic pharmacologic postoperative pain management in the geriatric orthopedic patients. *Clinical Orthopedics & Related Research, 425*, 26-34.

Løvlie, R., Daly, A. K., Matre, G. E., Molven, A., & Steen, V. M. (2001). Polymorphisms in CYP2D6 duplication-negative individuals with the ultrarapid metabolizer phenotype : A role for the CYP2D6*35 allele in ultrarapid metabolism? *Pharmacogenetics, 11*(1), 45-55.

McLennon, S. M. (2005). Persistent pain management. National Guidelines Clearinghouse. Retrieved 1 April 2008 from http://www.guideline.gov

Perez-Gutthann, S., Rodiriguez, L. A., & Raifoed, D. S. (1997). Individual nonsteroidal antiinflammatory drugs and other risk factors for upper gastrointestinal bleeding and perforation. *Epidemiology, 8*, 18-24.

Potter, J. (2004). The older orthopedic patient : General considerations. *Clinical Orthopedics & Related Research, 425*, 4-49.

Reyes-Gibby, C. C., Aday, L. A., Todd, K. H., Cleeland, C. S., & Anderson, K. O. (2007). Pain in aging community dwelling adults in the United States : Non-hispanic whites, non-Hispanic blacks, and Hispanics. *Journal of Pain, 8*, 75-84.

Sturkenboom, M. C., Burke, T. A., Tangelder, M. J. D., Dieleman, J., Walton, S., & Goldstein, J. (2003). Adherence to proton pump inhibitors or H2-receptor antagonists during the use of non-steroidal anti-inflammatory drugs. *Alimentary Pharmacology and Therapeutics, 18*, 1137-1147.

Wallace, M. S., & Staats, P. (2005). *Pain medicine and management*. New York : McGraw-Hill.

Warltier, D., Chassard, D., & Bruguerolle, B. (2004). Chronobiology and anesthesia. *Anesthesiology, 100*(2), 413-427.

Zurakowski, T. (2009). The practicalities and pitfalls of polypharmacy. *The Nurse Practitioner, 34*(4), 36-41.

第4章

American Geriatrics Society (AGS). (2002). The management of persistent pain in older persons - The American Geriatrics Society panel on persistent pain in older persons.

Journal of the American Geriatrics Society, 50(6), 205-224.

American Pain Society (APS). (2002). *Guideline for the management of pain in osteoarthritis, rheumatoid arthritis, and juvenile chronic arthritis.* Glenview, IL: American Pain Society.

American Pain Society (APS). (2005). *Guideline for the management of fibromyalgia pain syndrome in adults and children.* Glenview, IL: American Pain Society.

American Pain Society (APS). (2006). *Pain control in the primary care setting.* Glenview, IL: American Pain Society.

American Society of Pain Management Nurses (ASPMN). (2002). *Core curriculum for pain management Nursing.* Philadelphia: WB Saunders.

Berry, P., Covington, E., Dahl, J., Katz, J., & Miaskowski, C. (2006). *Pain: Current understanding of assessment, management, and treatments.* Reston, VA: National Pharmaceutical Council, Inc.

Bruckenthal, P., & D'Arcy, Y. (2007). A complementary approach to pain management. *Topics in Advanced Practice Nursing eJournal, 7*(1). Retrieved 30 May 2007 from http://www.medscape.com/viewarticle/556408

Chou, R., & Huffman, L. (2007). Nonpharmacologic therapies for acute and chronic low back pain: A review of the evidence for an American Pain Society/American College of physicians clinical practice guideline. *Annals of Internal Medicine, 147*(7), 492-504.

Cochrane Collaboration. (n.d.) *About the Cochrane collaboration.* Retrieved 15 August 2009 from http://www.cochrane.org/docs/descrip.htm

Cole, B. H., & Brunk, Q. (1999). Holistic interventions for acute pain episodes: An integrative review. *Journal of Holistic Nursing, 17*(4), 384-396.

D'Arcy, Y. (2007). *Pain management: Evidence-based tools and techniques for nursing professionals.* Marblehead, MA: HcPro, Inc.

Dillard, J., & Knapp, S. (2005). Complementary and alternative pain therapy in the emergency department. *Emergency Medical Clinics of North America, 23*(2), 529-549.

Eisenberg, D. M., Kessler, R. C., Foster, C., Norlock, F. E., Calkins, D. R., & Delbanco, T. L. (1993). Unconventional medicine in the United States: Prevalence, costs, and patterns of use. New *England Journal of Medicine, 328*, 246-252.

French, S. D., Cameron, M., Walker, B. F., Reggars, J. W., & Esterman, A. J. (2006). Superficial heat or cold for low back pain. *Cochrane Database for Systemic Reviews, 2006* (1), CD004750.

Furlan, A. D., Brosseau, L., Imamura, M., & Irvin, E. (2008). Massage for low back pain. *Cochrane Database for Systematic Reviews, 2002*(2) update in 2008(4), CD001929.

Khatta, M. (2007). A complementary approach to pain management. *Topics in Advanced Practice Nursing eJournal, 7*(1). Retrieved 30 May 2007 from http://www.medscape.com/viewarticle/556408

National Center for Complementary and Alternative Medicine (NCCAM). (2004). *Expanding horizons of health care strategic plan 2005-2009.* Bethesda, MD: U.S. Department of Health and Human Services, National Institutes of Health.

O'Hara, D. A. (2003). Pain management. In Iyer, P. (Ed.), *Medical legal aspects of suffering.*

Tucson, AZ: Lawyers and Judges Publishing.

Pierce, B. (2009). A nonpharmacologic adjunct for pain management. *The Nurse Practitioner, 34*(2), 10-13.

第5章

American Pain Society (APS). (2009). *Principles of analgesic use in the treatment of acute and cancer pain* (6th ed.). Glenview, IL: American Pain Society.

American Society of Perianesthesia Nurses (ASPAN). (2003). Pain and comfort clinical guidelines. *Journal of Perianesthesia Nursing, 18*(4), 232-236.

American Society for Pain Management Nursing (ASPMN). (2006). Position statement: Authorized and unauthorized ("PCA by proxy") dosing of analgesic infusion pumps. Retrieved from http://www.aspmn.org/Organization/documents/PCAbyProxy-final-EW_004.pdf

Ashburn, M., Caplan, R., Carr, D., Connis, R., Ginsberg, B., Green, C., et al. (2004). Practice guidelines for acute pain management in the perioperative setting. *Anesthesiology, 100*(6), 1-15.

Clayton, J. (2008). Special needs of older adults undergoing surgery. *AORN, 87*(3), 557-574.

Cohen, M. (2006). *Patient controlled analgesia: Making it safer for patients.* Retrieved 22 November 2005 from http://www.ismp.org/profdevelopment/PCAMonograph.pdf

Cohen, M., & Smetzer, J. (2005). Patient-controlled analgesia safety issues. *Journal of Pain and Palliative Care Pharmcotherapy, 19*(1), 45-50.

Cordell, W. H., Keene, K. K., Giles, B. K., Jones, J. B., Jones, J. H., & Brizendine, E. J. (2002). The high prevalence of pain in emergency care. *American Journal of Emergency Medicine, 20*(3), 165-169.

D'Arcy, Y. (2007). *Pain management: Evidence-based tools and techniques for nursing professionals.* Marblehead, MA: HcPro.

Gray-Vickrey, P. (2005). What's behind acute delirium? *Nursing Made Incredibly Easy, 3*(1), 20-28.

Horgas, A., McLennon, S., & Floetke, A. (2003). Pain management in persons with dementia. *Alzheimer's Care, 4*(4), 297-311.

Huffman, J., & Kunik, M. (2000). Assessment and understanding of pain in patients with dementia. *The Gerontologist, 40*(5), 574-581.

Idelli, P. F., Grant, S., Neilsen, K., & Parker, T. (2005). Regional anesthesia in hip surgery. *Clinical Orthopedics and Related Research, 441,* 250-255.

Inouye, S., Van Dyk, C. H., Alessi, C. A., Balkin, S., Siegal, A. P., & Horwitz, R. (1990). Clarifying confusion: The confusion assessment method. A new method for detection of delirium. *Annals of Internal Medicine, 113,* 941-948.

Joint Commission on Accreditation of Healthcare Organizations (JCAHO). (2000). *Pain assessment and management: An organizational approach.* Oakbrook Terrace, IL: JCAHO.

Karani, R., & Meier, D. (2004). Systematic pharmacologic postoperative pain management in

the geriatric orthopedic patient. *Clinical Orthopedics and Related Research, 425*, 26-34.
Liu, S., & Salinas, F. V. (2003). Continuous plexus and peripheral nerve blocks for postoperative analgesia. *Anesthesia and Analgesia, 96*(1), 263-272.
Singer, A. J., Richman, P. B., Kowalska, A., & Thode, H. C. (1999). Comparison of patient and practitioner assessments of pain from commonly performed emergency department procedures. *Annals of Emergency Medicine, 33*(6), 652-658.
Vaurio, L., Sands, L., Wang, Y., Mullen, E. A., & Leung, J. (2006). Postoperative delirium : The importance of pain and pain management. *Anesthesia & Analgesia, 102*(4), 1267-1273.

第6章

Abrams, D., Jay, C., Shade, S., Vizoso, H., Reda, H., Press, S., et al. (2007). Cannabis in painful HIV associated sensory neuropathy : A randomized placebo controlled trial. *Neurology, 68*(7), 515-521.
American Geriatrics Society (AGS), Panel on Persistent Pain in Older Persons. (2002). The management of persistent pain in older persons. *Journal of the American Geriatrics Society, 50*, S205-S224.
American Health Care Association (AHCA). (n.d.). *Nursing home statistics.* Retrieved 4 April 2009 from http://www.efmoody.com/longterm/nursingstatistics.html
American Pain Society (APS). (2002). *Guideline for the management of pain in osteoarthritis, rheumatoid arthritis, and juvenile chronic arthritis.* Glenview, IL : American Pain Society.
American Pain Society (APS). (2006). *Pain control in the primary care setting.* Glenview, IL : American Pain Society.
American Society for Pain Management Nursing (ASPMN). (2002). *Core curriculum for pain management nursing.* Philadelphia : W. B. Saunders.
Bruckenthal, P., & D'Arcy, Y. (2007). Assessment and management of pain in older adults : A review of the basics. *Topics in Advanced Practice Nursing eJournal, 7*(1). Retrieved 4 April 2009 from http://www.medscape.com/viewarticle
Buffum, M., Miaskowski, C., & Sands, L. (2001). A pilot study of the relationship between discomfort and agitation in patients with dementia. *Geriatric Nursing, 22*(2), 80-85.
Cayea, D. (2006). Chronic low back pain in older adults : What physicians should know, what they think they know, and what they should be taught. *Journal of the American Geriatrics Society, 53*(11), 1772-1777.
Centers for Disease Control and Prevention (CDC). (2007). Diabetes Public Health Resource. Retrieved 22 November 2009 from http://cdc.gov/diabetes.
Chou, R., & Huffman, L. (2007). Medications for acute and chronic low back pain : A review of the evidence for an American Pain Society/American College of Physicians Clinical Practice Guideline. *Annals of Internal Medicine, 147*(7), 505-514.
Chou, R., Qaseem, A., Snow, V., Casey, D., Cross, J. T., Shekelle, P., et al. (2007). Diagnosis and treatment of low back pain : A joint clinical practice guideline from the American College of Physicians and American Pain Society. *Annals of Internal Medicine, 147*(7), 478-491.
D'Arcy, Y. (2007). *Pain management : Evidence-based tools and techniques for nursing*

professionals. Marblehead, MA : HcPro.
D'Arcy, Y. (2008a). Pain in the older adult. *The Nurse Practitioner, 33*(3), 19-25.
D'Arcy, Y. (2008b). Difficult to treat chronic pain syndromes. *The Clinical Advisor, Dec,* 27-34.
D'Arcy, Y. (2009). Is low back pain getting on your nerves? *The Nurse Practitioner, 34*(5), 17-18.
Davies, P., & Galer, B. (2004). Review of lidocaine patch 5% studies in the treatment of postherpetic neuralgia. *Drugs, 64*(9), 937-947.
Dworkin, R. H., Corbin, A. E., Young, J. P., Sharma, U., LaMoreaux, M., Bockbrader, H., et al. (2003). Pregabalin for the treatment of postherpetic neuralgia : A randomized placebo controlled trial. *Neurology, 60,* 1274-1283.
Dworkin, R. H., O'Connor, A. B., Backonja, M., Farrar, J. T., Finnerup, N. P., Jensen T. S., et al. (2007). Pharmacological management of neuropathic pain : Evidence based recommendations. *Pain, 132,* 237-251.
Eichenberger, U., Neff, F., Sveticic, G., Bjorgo, S., Petersen-Felix, S., Arendt-Nielsen, L., et al. (2008). Chronic phantom limb pain : The effects of calcitonin, ketamine, and their combination on pain and sensory thresholds. *Anesthesia & Analgesia, 106*(4), 1265-1273.
Hampton, T. (2005). When shingles wanes but pain does not. *JAMA, 293*(20), 2459-2460.
Huffman, J., & Kunik, M. (2000). Assessment and understanding of pain in patients with dementia. *The Gerontologist, 40*(5), 574-581.
Hutt, E., Buffum, M., Fink, R., Jones, K., & Pepper, G. (2007). Optimizing pain management in long-term care residents. *Geriatrics Aging, 10*(8), 523-527.
Khaliq, W., Alam, S., & Puri, N. (2007). Topical lidocaine for the treatment of postherpetic neuralgia. *Cochrane Database of Systematic Reviews, 2007*(2), CD004846.
LaGranga, M. L., & Monmanney, T. (2001, June 15). Doctor found liable in suit over pain. *The Los Angeles Times*, p. A1, A34.
Lin, E. H., Katon, W., Von Korff, M., Tang, L., Williams, J. W. Jr., Kroenke, K., et al. (2003). IMPACT investigators. Effect of improving depression care on pain and functional outcomes among older adults with arthritis : A randomized controlled trial. *JAMA, 290* (18), 2428-2429.
Matthews, F., & Dening, T. (2002). Prevalence of dementia in institutional care. *The Lancet, 360,* 225-226.
Merskey, H., & Bogduk, N. (1994). Classification of chronic pain : Descriptions of chronic syndromes and definitions of pain terms. In Merskey, H. & Bogduk, N. (Eds.), *Task force on taxonomy of the International Association for the Study of Pain.* Seattle, WA : IASP Press.
Morantz, C., & Torrey, B. (2005). Practice guideline briefs. *American Family Physician, 71* (4), 1-3.
National Institute for Health and Clinical Excellence (NICE). (2009). *Low Back Pain : Early Management of Persistent Non-Specific Low Back Pain.* London, England : National Institute for Health and Clinical Excellence.

Oxman, M. N., Levin, M. J., Johnson, G. R., Schamder, K. E., Straus, S. E., Gelb, L. D., et al. (2005). A vaccine to prevent herpes zoster and postherpetic neuralgia in older adults. *New England Journal of Medicine, 352*(22), 2271-2284.

Pasero, C., & McCaffery, M. (2001). The undertreatment of pain. *American Journal of Nursing, 101*(11), 62.

Polomano, R., & Farrar, J. (2006). Pain and neuropathy in cancer survivors. *Cancer Nursing, 29*(2 Suppl), 39-47.

Reyes-Gibby, C. C., Aday, L. A., Todd, K. H., Cleeland, C. S., & Anderson, K. O. (2007). Pain in aging community dwelling adults in the United States: Non-hispanic whites, non-Hispanic blacks, and Hispanics. *Journal of Pain, 8*, 75-84.

Sandy, M. (2005). Herpes zoster: Medical and nursing management. *Clinical Journal of Oncology Nursing, 9*(4), 443-446.

Smeltzer, S., Bare, B., Hinkle, J., & Cheever, K. (2007). *Brunner & Suddarth's textbook of medical surgical nursing* (11th ed.). Philadelphia: Lippincott Williams & Wilkins.

Staats, P. S., Argoff, C., Brewer, R., D'Arcy, Y., Gallagher, R., McCarberg, W., et al. (2004). Neuropathic pain: Incorporating new consensus guidelines into the reality of clinical practice. *Advanced Studies in Medicine, 4*(7B). Retrieved 4 April 2009 from http://www.JHASIM.com

Valente, S. (2008). Suicide risk in elderly patients. *The Nurse Practitioner, 33*(8), 34-40.

Varela-Burstein, E., & Miller, P. (2003). Is chronic pain a risk factor for falls among community dwelling elders? *Topics in Geriatric Rehabilitation, 19*(2), 145-159.

Wallace, A., & Wallace, M. (1997). Pain: Nociceptive and neuropathic mechanisms. *Anesthesia Clinics of North America, 15*(2), 1-17.

Wernicke, J. F., Pritchett, Y. L., D'Souza, D. N., Waninger, A., Tran, P., Iyengar, S., et al. (2006). A randomized controlled trial of duloxetine in diabetic peripheral neuropathic pain. *Neurology, 67*, 1411-1420.

Yi, M. (2001, June 15). Doctor found reckless for not relieving pain. *San Francisco Chronicle*, p. A1, A18.

第7章

American Pain Society (APS). (2006). *Pain control in the primary care setting*. Glenview, IL: American Pain Society.

Armon, C., Argoff, C., Samuels, J., & Backonja, M. (2007). Assessment: Use of epidural steroid injections to treat radicular lumbosacral pain: Report of the Therapeutics and Technology Assessment Subcommittee of the American Academy of Neurology. *Neurology, 68*(10), 723-729.

Barclay, L., & Lie, D. (2008). Calcium supplementation may reduce fracture risk. *Medscape*. Retrieved 1 June 2008 from http://www.medscape.com/viewarticle/576008

Chou, R., & Huffman, L. (2007). Medications for acute and chronic low back pain: A review of evidence for an American Pain Society/American College of Physicians Clinical Practice Guideline. *Annals of Internal Medicine, 147*(7), 505-514.

Dagenais, S., Yelland, M., Del Ma, C., & Schoene, M. (2007). Prolotherapy injections for chronic low-back pain. *Cochrane Database for Systematic Reviews, 2007*(2), CD004059.

Freeman, B., Fraser, R., Cain, C., Hall, D., & Chappie, D. (2005). A randomized, double blind, controlled trial: Intradiscal electrothermal therapy versus placebo for the treatment of chronic discogenic low back pain. *Spine, 30*(21), 2369-2377.

Hulme, P. A., Krebs, J., Ferguson, S., & Berlemann, U. (2006). Vertebroplasty and kyphoplasty: A systematic review of 69 clinical studies. *Spine, 31*(17), 1983-2001.

Kessenich, C. (2003). PTH revisited for osteoporosis treatment. *The Nurse Practitioner, 28*(6), 51-53.

Lynch, S. S., Cheng, C. M., & Yee, J. L. (2006). Intrathecal ziconotide for refractory chronic pain. *Annals of Pharmacotherapy, 40*(7-8), 1293-1300.

Mailis-Gagnon, A., Furlan, A., Sandoval, J. A., & Taylor, R. (2004). Spinal cord stimulation for chronic pain. *Cochrane Database of Systemic Reviews, 2004*(3), CD003783.

Manheimer, E., White, A., Berman, B., Forys, K., & Ernst, E. (2005). Meta-analysis: Acupuncture for low back pain. *Annals of Internal Medicine, 142*(8), 651-663.

National Institutes of Health (NIH), Osteoporosis and Related Bone Diseases National Resources Center. (n.d.) *Medications to prevent and treat osteoporosis*. Retrieved 1 April 2008 from http://www.niams.nih.gov/bone

Nelemans, P. J., deBie, R. A., deVet, H. C., & Sturmans, F. (2000). Injection therapy for subacute and chronic benign low back pain. Cochrane Review. *ACP Journal, 133*(1), 27.

Neuromodulation Therapy Access Coalition (NTAC). (2008). *Position statement on spinal cord neuromodulation*. Retrieved 1 April 2008 from http://www.aapm.org

Phillips, F. (2003) Minimally invasive treatments of osteoporotic vertebral compression fractures. *Spine, 28*(15S), S45-S53.

Prince, R., Devine, A., Sarvinder, S., & Dick, I. (2006). Effects of calcium supplementation on clinical fracture and bone structure. *Archives of Internal Medicine, 166*(8), 869-875.

Schroeder, C. I., Doering, C. J., Zamponi, G. W., & Lewis, R. J. (2006). N-type calcium channel blockers: Novel therapeutics for the treatment of pain. *Medicinal Chemistry, 2*(5), 535-543.

Smeltzer, S., Bare, B., Hinkle, J., & Cheever, K. (2007). *Brunner & Suddarth's textbook of medical surgical nursing* (11th ed.). Philadelphia: Lippincott Williams & Wilkins.

Wallace, M. S., & Staats, P. (2005). *Pain medicine and management*. New York: McGraw-Hill.

第8章

Aging with Dignity. (2009). *Five wishes*. Retrieved 10 November 2009 from http://www.agingwithdignity.org/5wishes.html

Beck, A., Steer, R., & Carbin, M. (1988). Psychometric properties of the Beck Depression Index: Twenty-five years of evaluation. *Clinical Psychology Review, 8*(1), 77-100.

Brown, P., Woods, C., & Storandt, M. (2007). Model stability of the 15 item Geriatric Depression Scale across cognitive impairment and severe depression. *Psychology and Aging, 22*(2), 372-379.

Buntin-Mushock, C., Phillip, L., Moriyama, K., & Palmer, P. P. (2005). Age dependent opioid escalations in chronic pain patients. *Anesthesia & Analgesia, 100*, 1740-1745.

D'Arcy, Y. (2007). One pain medication does not fit all : Using opioid rotation in your practice. *The Nurse Practitioner, 32*(11), 7-8.

Health Promotion Board. (2009). *Strong bones for life*. Retrieved 11 November 2009 from http://hpb.gov.sg/data/hpb.home/files/pro/strongbonesforlife_e_.pdf

Indelicato, R. A., & Portnoy, R. (2002). Opioid rotation in the management of refractory cancer pain. *Journal of Clinical Oncology, 20*(1), 348-352.

Kuebler, K., Berry, P., & Heidrich, D. (2002). *End of life care : Clinical practice guidelines*. Philadelphia : W. B. Saunders Co.

Long, J. D., Harring, J. H., Brekke, J. S., Test, M. A., & Greenberg, J. (2007). Longitudinal construct validity of the Brief Symptom Inventory subscales in schizophrenia. *Psychological Assessment, 19*(3), 298-308.

McLennon, S. M. (2005). Persistent pain management. University of Iowa Gerontological Nursing Interventions Research Center. Retrieved 9 November 2009 from http://www.guideline.gov/summary/summary.aspx?doc_id = 8627&nbr = 004807&stringpersistent + AND + pain + AND + management

Mercandante, S., & Bruera, E. (2006). Opioid switching : A systematic and critical review. *Cancer Treatment Reviews, 32*, 302-315.

Oncology Watch. (2002, 2003). The Advisory Board. Retrieved 1 April 2008 from http://www.Advisoryboard.com

Qaseem, A., Snow, V., Shekeele, P., Casey, D. E., Cross, J. T., & Owens, D. K. (2008). *Evidence-based interventions to improve the palliative care of pain, dyspnea, and depression at the end of life : A clinical practice guideline from the American College of Physicians*. National Guideline Clearing House. Retrieved 1 April 2009 from http://www.guideline.gov

Quigley, C. (2004). Opioid switching to improve pain relief and drug tolerability. *Cochrane Database of Systemic Reviews, 2004*(3), CD004847.

Smeltzer, S., Bare, B., Hinkle, J., & Cheever, K. (2007). *Brunner & Suddarth's textbook of medical surgical nursing* (11th ed.). Philadelphia : Lippincott Williams & Wilkins.

Whitecar, P. S., Maxwell, T. L., & Douglass, A. B. (2004). Principles of palliative care medicine : Part 2 : Pain and symptom management. *Advanced Studies in Medicine, 4*(2), 88-100.

World Health Organization (WHO). (1990). Cancer pain relief and palliative care. Geneva. Report of a WHO expert committee.

［本文中にあって参考文献リストになかった文献はリストに加えた。また，本文中で，明らかに参考文献リストの文献からの引用であるのに文献が示されていない箇所についても補足した］

索引

ア 行

アスピリン 49, 50
アセスメント 5, 14, 22, 88, 94
アセトアミノフェン 47, 54, 115, 117
圧迫骨折 117, 147
アミトリプチリン 58
誤った通念 3, 37, 110
アルコール摂取 50, 53, 136
アロディニア 121, 124, 126
アンドルー・ワイル（Andrew Weil） 72
胃潰瘍 50
意思決定 161
痛み行動 29, 41, 44, 129
痛みと緩和のガイドライン 95
痛みの影響簡易質問表（Brief Pain Impact Questionnaire：BPIQ） 27
痛みの感作 128
痛みの期間 15
痛みの強度 15, 19
痛みのゴール 17
痛みの10年 89
痛みの伝達 5, 102, 120
痛みの評価 21, 94, 114, 127, 129
痛みの表現 16, 24, 121
痛みの部位 15
痛みの報告 6, 13, 17
痛みのマネジメント 89, 135
痛み不安症状スケール（Pain Anxiety Symptoms Scale：PASS） 22
5つの願い 162
イブプロフェン 48
イメージ療法 72, 77
医療施設評価合同委員会（Joint Commission on Accreditation of Healthcare Organizations：JCAHO） 89, 97
医療代理人 162
胃瘻チューブ 171
インドメタシン 58
エイコサペンタエン酸（EPA） 83
栄養 41, 81, 101, 167
エストロゲン 150
エネルギー療法 72, 78
円背 147
嘔吐 63
オキシコドン 55
恐れ 13
オピオイド 4, 51, 54, 88, 95, 101, 118, 123, 164, 166
オピオイド依存症 52
オピオイド結合部位 51
オピオイド受容体 40
オピオイド初回患者 52, 96, 164
オピオイド代謝 52
オピオイド耐性 52
オピオイドローテンション 166
温熱療法 72

カ 行

開胸術後の痛み症候群 125
外用薬 60
カイロプラクティック 76
会話不能な患者 27, 44, 129
化学療法関連神経障害 126
学際的アプローチ 172
学際的リハビリテーション 119
過少治療 38
仮性嗜癖 54
カテーテル 98, 141, 143
カプサイシン 60, 82, 115, 123
鎌状赤血球症 112
痒み 62
カルシウム 150
カルシウムチャンネル $\alpha_2\delta$ リガンド薬 123
簡易痛み質問表（Brief Pain Inventory：BPI） 25
簡易症状評価尺度（Brief Symptom Inventory：BSI） 172
患者教育 43, 64, 115, 150
患者自己調節鎮痛（patient-controlled analgesia：PCA） 96
関節炎自己管理プログラム（Arthritis Self Man-

agement Program : ASMP) 77, 115
寒冷療法 72, 74
緩和因子 16
緩和ケア 157
記憶障害 129
気功 78
機能的痛みスケール（Functional Pain Scale : FPS) 34
虐待 111
救急診療 90
急性痛 17, 18, 87, 112, 120
脅威 13
恐怖 13, 94
局所パッチ 61
靴下・手袋型分布 121, 126
グルコサミン 82
ケアチーム 159
経済的な問題 3
経腸栄養 171
経皮的椎体形成術 149, 151
経皮電気神経刺激法（TENS) 119
経皮パッチ 56
ゲートコントロール説 144
ケトプロフェン 48
言語記述スケール（verbal descriptor/description scale : VDS) 20
幻肢痛 126, 145
抗うつ薬 59, 123, 173
後期高齢者 2
抗けいれん薬 58
高周波熱凝固術 138, 140
行動学的な痛みスケール 27, 30
抗ヒスタミン薬／抗ヒスタミン剤 63, 101, 174
抗不安薬 164
硬膜外ステロイド注射 139
硬膜外鎮痛 98
硬膜外内視鏡 140
高齢化率 2
高齢者用うつ尺度（Geriatric Depression Scale : GDS) 22, 172
コーピング 78
コールドパック 74
股関節骨折 92
呼吸困難 164
呼吸抑制 62
コクラン 73, 138
国立衛生研究所（National Institutes of Health : NIH) 69
国立補完代替医療センター（National Center for Complementary and Alternative Medicine : NCCAM) 69
骨粗鬆症 146
骨痛 167
骨破壊 114
コデイン 54
言葉によらない痛み指標チェックリスト（Checklist of Nonverbal Pain Indicators : CNPI) 29
コミュニケーション 176
コミュニケーションに制限のある高齢者のための痛みの評価チェックリスト（Pain Assessment Checklist for Seniors with Limited Ability to Communicate : PACSLAC) 34
コンドロイチン 82

サ 行

再評価 130
先取り鎮痛（pre-emptive analgesia) 100
坐骨神経痛 138
サプリメント 72, 81, 150
三環系抗うつ薬（tricyclic antidepressants : TCA) 59, 174
酸素投与 164
ジアゼパム 165
ジクロフェナク 49
自殺 109, 173
事前指示書 91, 161
持続痛 112
嗜癖 54
社会的孤立 109, 116
終末期ケア 157, 175
術後神経障害 125
術後痛 94
術前評価 93
術中ブロック 99
消化管出血 49
症状管理 157, 163
除痛ラダー 45
侵害受容痛 120
神経根障害 117, 138
神経遮断薬 174
神経障害性 20, 125
神経障害痛 59, 61, 119, 145, 167

索　引　203

神経ブロック　99
進行性認知症における痛み評価　→ PAINAD スケール
身体的依存症　54
身体年齢　39
身体能力テスト（Physical Performance Test : PPT）　22
髄核ヘルニア　138
髄腔内［くも膜下腔］投与埋め込み型ポンプ　140
睡眠障害　39, 109
数字評価スケール（numerical rating scale : NRS）　15, 18
ステロイド　115, 139, 149, 165
生活／人生の質　→ QOL
生活スタイル　149
生理機能　7
生理的変化　40, 128
世界保健機関（World Health Organization : WHO）　45
脊髄刺激法　144
脊髄レベル　98, 141
脊柱管狭窄症　138
脊椎手術後症候群　138, 145
セラピューティック・タッチ　→タッチ療法
セロトニン・ノルアドレナリン再取り込み阻害薬（serotonin norepinephrine reuptake inhibitors : SNRI）　59, 173
セロトニン症候群　118
線維筋痛症　59, 139
前期高齢者　2
選択的セロトニン再取り込み阻害薬（selective serotonin reuptake inhibitors : SSRI）　59, 173
せん妄　18, 87, 100
増悪因子　16
喪失感　109, 163
増殖性注射療法　138, 139
尊厳ある人生（Aging with Dignity）　162

タ 行

帯状疱疹後神経痛（postherpetic neuralgia : PHN）　60, 124, 145
帯状疱疹ワクチン　125
耐性　54
代替療法　71
退薬症候群　143

多剤投与　42, 101
タッチ療法　72, 80
多面的ツール　22
段階的薬理学的マネジメントプラン　122
中毒　54
長期ケア　127
長寿高齢者　2, 127
治療の介入　135
治療的ケア　157
治療的コミュニケーション法　14
鎮静　18, 62, 96, 121
鎮痛補助薬　46, 58
鎮痛薬　38
椎間板内電熱療法　140
痛覚過敏　124, 126
抵抗運動　150
デキサメタゾン　165
転倒　5, 121, 147
転倒リスク　91
トウガラシ　82
統合療法　71
糖尿病　74, 121
糖尿病性神経障害　59
投薬計画　41
毒性代謝物　57
特定保健用食品（トクホ）　81
ドコサヘキサエン酸（DHA）　83
突出痛　61, 165
突発痛　61
ドライニードリング　75
トラマドール　55, 118, 123
トリガーポイント注射　139
ドロプラス-2（Doloplus-2）　34

ナ 行

ナプロキセン　48
乳房切除後痛み症候群　125
認知行動的　72, 76
認知障害／認知症　5, 16, 29, 32, 39, 44, 87, 101, 102, 127, 128
脳卒中後痛症候群　120
能力低下　114, 172
望ましい死　175
ノルアドレナリン・ドパミン再取り込み阻害薬（NDRI）　173

ハ 行

ハーブ療法　81
バイオフィードバック法　72
バイタルサイン　64
吐き気　63
パニック発作　174
鍼治療　72, 74, 118, 136
バルーン椎体形成術　149, 152
ヒアルロン酸ナトリウム　115
ビジュアル［視覚］アナログスケール（visual analog scale：VAS）　19, 152
非ステロイド性抗炎症薬（nonsteroidal anti-inflammatory drugs：NSAIDs）　37, 48, 115, 118
ビスホスホネート　149
非選択的NSAIDs　48, 61
ビタミンD　150
悲嘆　109, 163
表情・脚・活動性・泣き声・機嫌スケール修正版　→FLACCスケール修正版
不安　39, 94, 109, 164, 174
プール療法　116
フェンタニル　56
負荷運動　150
複合性局所痛み症候群（complex regional pain syndrome：CRPS）　18, 112, 120, 126, 145
副作用　41, 49, 56, 58, 62, 95, 130, 142, 150, 166
ブピバカイン　99, 139
プライマリケア　43
プラセボ／プラシーボ　4, 11
プレドニゾン　165
プロスタグランジン　49
プロトンポンプ阻害薬　50
プロメタジン　165
プロロセラピー　→増殖性注射療法
ベアーズ・クライテリア（Beers criteria）　42
米国食品医薬局（Food and Drug Administration：FDA）　49
ベースライン　64
ベック不安質問表（Beck Anxiety Inventory：BAI）　22
ベック抑うつ調査表（Beck Depression Inventory：BDI）　172
変形性関節症（osteoarthritis：OA）　75, 82, 113
片頭痛　112
ベンゾジアゼピン　102, 174
ペンタゾシン　58
便秘　62
補完代替医療（complementary and alternative medicine：CAM）　69
補完療法　71
ホスピスケア　157
ホットパック　73

マ 行

マギル痛み質問表（McGill Pain Questionnaire：MPQ）　23
マッサージ　72, 75, 119
マニピュレーション　119
慢性的な痛み／慢性痛　21, 71, 107, 112, 120
慢性腰痛　117
無力感　164, 171
モルヒネ　56, 164

ヤ 行

薬物・薬物相互作用　42, 171, 174
薬物安全利用協会（Institute for Safe Medication Practices：ISMP）　97
薬物代謝　6, 39
有痛性糖尿病性神経障害　112, 120, 145
腰痛　75, 76, 116
腰痛ガイドライン　117, 138
腰背部痛　112
ヨガ　119
抑うつ状態　16, 38, 109, 114, 116, 171, 172

ラ 行

リカート尺度（Likert Scale）　15
理学療法　76, 88, 115
リスク評価　149
リスク要因　93, 101, 150, 124
リドカインパッチ　60, 123
リラクセーション　72, 76, 119
レイキ　79
レボブピバカイン　99
老化　1
ロールプレイ　176
ロキソプロフェン　49
ロピバカイン　139
ロラゼパム　164

略 語

ASMP　→関節炎自己管理プログラム

BAI →ベック不安質問表
BDI →ベック抑うつ調査表
BPI →簡易痛み質問表
BPIQ →痛みの影響簡易質問表
BSI →簡易症状評価尺度
CAM →補完代替医療
CNPI →言葉によらない痛み指標チェックリスト
COX-2 選択的 NSAIDs 49
CRPS →複合性局所痛み症候群
DHA →ドコサヘキサエン酸
EPA →エイコサペンタエン酸
FDA →米国食品医薬局
FLACC スケール修正版（modified Faces, Legs, Activity, Cry, Consolability scale : modified FLACC） 30
FPS →機能的痛みスケール
GDS →高齢者用うつ尺度
HIV 神経障害 126
ISMP →薬物安全利用協会
JCAHO →医療施設評価合同委員会
MPQ →マギル痛み質問表
NCCAM →国立補完代替医療センター
NDRI →ノルアドレナリン・ドパミン再取り込み阻害薬
NIH →国立衛生研究所

NMDA（N-メチル-D-アスパラギン酸）受容体拮抗薬 123
NRS →数字評価スケール
NSAIDs →非ステロイド性抗炎症薬
OA →変形性関節症
PACSLAC →コミュニケーションに制限のある高齢者のための痛みの評価チェックリスト
PAINAD スケール（Pain Assessment in Advanced Dementia : PAINAD） 32
PASS →痛み不安症状スケール
PCA →患者自己調節鎮痛
PHN →帯状疱疹後神経痛
PPT →身体能力テスト
QOL（quality of life） 1, 8, 17, 39, 77, 87, 91, 115, 122, 126, 157, 163
RICE 療法 74
SNRI →セロトニン・ノルアドレナリン再取り込み阻害薬
SSRI →選択的セロトニン再取り込み阻害薬
TCA →三環系抗うつ薬
TENS →経皮電気神経刺激法
VAS →ビジュアル［視覚］アナログスケール
VDS →言語記述スケール
WHO →世界保健機関

《著者紹介》

イボンヌ・ダーシィ Yvonne D'Arcy

MS［修士］，CRNP［認定診療看護師］，CNS［専門看護師］*。

ジョンズ・ホプキンズ大学サバーバン病院（米国メリーランド州ベセスダ）に勤務する痛みのマネジメントおよび緩和ケアの看護師。彼女は14年以上の間，痛みのマネジメントを専門とした診療看護師として働いている。1995年にウィノナ州立大学（ミネソタ州）より修士の学位を授与され，1999年にはフロリダ大学より診療看護師の資格を取得した。現在，フロリダ大学およびメリーランド大学（ボルチモア）の博士課程に在籍している。

ダーシィ氏は米国疼痛管理看護学会の役員を務めており，米国疼痛学会および米国診療看護［ナース・プラクティショナー］学会の会員である。2005年にはサバーバン病院における年間最優秀診療看護師に選ばれ，2007年には専門職の推進部門で看護領域最優秀賞を受賞した。1996年から2001年まで，メイヨ・クリニック（フロリダ州ジャクソンビル）において急性痛診療科のコーディネーターおよび慢性痛クリニックの指導主任を務めた。ボルチモア（メリーランド州）に移ってからは，ジョンズ・ホプキンズ・がんセンターにてコーディネーターとして働いた。

現在は，痛みのマネジメントの診療と緩和ケアを並行して実践する立場にある。

ダーシィ氏は，慢性痛，痛みのアセスメント，治療が困難な神経障害痛，依存症患者の痛み，高齢者の痛みなど，さまざまな痛みのマネジメントをテーマにした執筆や全国的な講演活動を行なっており，痛みのマネジメントのための手引書は最良実用書として米国ヘルス・ケア書籍編集協会の金賞を受賞した。2007年には彼女の初めての書籍となる『痛みのマネジメント——看護専門職のためのエビデンスに基づいたツールとテクニック』を出版した。さらに，雑誌や看護の教科書に多数の論文を著している。

＊ CRNP：Certified Registered Nurse Practitioner；CNS：Certified Nurse Specialist

《監訳者》
波多野　敬
はたの　たかし

1950 年生まれ
医師，医学博士
はたの医院院長　http://www.hatano-mc.com/
名古屋大学医学部卒業，米国フランクフォード病院，米国ジェファソン医科大学病院などで研修。名古屋大学大学院医学研究科修了。波多野内科院長，日本福祉大学教授を経て現職
訳書：『痛み学』（共訳，名古屋大学出版会，2010）

熊谷　幸治郎
くまがい　こうじろう

1968 年生まれ
医師，医学博士
ペイン池下クリニック院長　http://pain-ikeshita.com/
名古屋大学医学部卒業，名古屋大学医学部附属病院麻酔科，順天堂大学医学部ペインクリニック科，藤田保健衛生大学坂文種報徳会病院麻酔科などを経て現在に至る
著書：『痛みのケア』（分担執筆，照林社，2006），『痛み学』（共訳，名古屋大学出版会，2010）他

《訳者》
山口　佳子
やまぐち　よしこ

1956 年生まれ
愛知医科大学医学部生理学講座研究員，名古屋大学大学院生命農学研究科研究補佐員
金城学院大学短期大学部英文専攻卒業，名古屋大学環境医学研究所内分泌分野および神経性調節分野にて技術／研究補佐員，愛知医科大学医学部痛み学寄附講座助手などを経て現在に至る
著書：『慢性痛はどこまで解明されたか』（分担執筆，昭和堂，2005），『痛みのケア』（分担執筆，照林社，2006），『痛み学』（編訳，名古屋大学出版会，2010）他

高齢者の痛みケア

2013年7月1日　初版第1刷発行

定価はカバーに
表示しています

監訳者　波多野　敬
　　　　熊谷　幸治郎
訳　者　山口　佳子
発行者　石井　三記

発行所　一般財団法人　名古屋大学出版会
〒464-0814　名古屋市千種区不老町1名古屋大学構内
電話(052)781-5027/FAX(052)781-0697

Ⓒ Takashi HATANO et al., 2013　　Printed in Japan
印刷・製本　㈱太洋社　　ISBN978-4-8158-0732-0
乱丁・落丁はお取替えいたします。

R〈日本複製権センター委託出版物〉
本書の全部または一部を無断で複写複製（コピー）することは、著作権法上
の例外を除き、禁じられています。本書からの複写を希望される場合は、
必ず事前に日本複製権センター（03-3401-2382）の許諾を受けてください。

J・ストロング他編　熊澤孝朗監訳
痛 み 学
—臨床のためのテキスト—
B5変型・578頁
本体6,600円

H・ヨアンソン他編　間野忠明監訳
ストレスと筋疼痛障害
—慢性作業関連性筋痛症—
A4・310頁
本体8,400円

見松健太郎・河村守雄著
やさしい肩こり・腰痛・シビレの話［第2版］
A5・198頁
本体2,200円

井口昭久編
これからの老年学［第2版］
—サイエンスから介護まで—
B5・354頁
本体3,800円

田尾雅夫・西村周三・藤田綾子編
超高齢社会と向き合う
A5・246頁
本体2,800円

鈴木富雄・阿部恵子編
よくわかる医療面接と模擬患者
A5・192頁
本体1,800円

下野恵子・大津廣子著
看護師の熟練形成
—看護技術の向上を阻むものは何か—
A5・264頁
本体4,200円